Elogios a
DE ZERO A ZEN

"Prestamos tanta atenção nos cuidados com o nosso corpo que muitas vezes negligenciamos nossa mente. Este livro oferece a você um treino perfeito para a mente e leva apenas dez minutos por dia — é essencial!"

Coronel Dame Kelly Holmes

"Eu testei muitos, muitos métodos no decorrer dos anos e ESTE foi o único que funcionou."

Jack Monroe

"Um treino de dez minutos para a mente que pode mudar a sua vida."

Daily Telegraph

"Um treino diário eficiente para a mente, projetado para desestressar e alcançar a calma em apenas dez minutos."

Happiful

"Dividido em pequenos blocos e de fácil entendimento, ele permite que até mesmo a mente mais frenética dê o primeiro passo… com o objetivo de nos fazer clarear os nossos pensamentos e acalmar nossas emoções uma vez ao dia."

Alexandra Heminsley, *Grazia*

"Conselhos descontraídos e exercícios fáceis para ajudar você a controlar sua maneira de pensar."

The Scotsman

"Este é um livro agradável e incrivelmente útil. Realmente vale a pena ler."

Ashley Banjo

CB033285

"É leitura obrigatória."

Dr. Alex George

"Este pequeno livro é uma maneira simples de aprender a arte de limpar a mente em apenas dez minutos. É altamente recomendável como uma forma de retreinar o seu cérebro. Siga o exemplo aqui presente e faça de 2019 um lugar mais calmo."

Fit & Well

"Ler este livro por apenas dez minutos por dia deixará você mais calmo."

Liz Earle Wellbeing

"Nunca consegui aquietar a minha mente, mas este livro me ajudou a fazer exatamente isso! Ele é repleto de sabedoria, técnicas eficientes e uma experiência rica que realmente farão a diferença no seu dia e na sua vida. Uma leitura fantástica que beneficiará absolutamente todos que pegarem o livro, não importa o quão turbulento esteja seu cérebro!"

Kate Thornton

"Quando se trata de saúde mental, eu suspeito que todas as soluções rápidas sejam falsas, então geralmente sou cético em relação ao gênero de autoajuda. O livro de Owen O'Kane é uma gloriosa exceção. *De zero a zen* é claramente uma obra escrita por um importante terapeuta. Não se trata de fornecer algum tipo de caminho perfeito para a paz interior, mas sim de um conjunto sincero, eloquente e prático de estratégias intuitivas para quem procura uma maneira de melhorar seu bem-estar mental e emocional. Eu o recomendo totalmente."

Robert Rinder

"Owen propõe uma perspectiva única e inovadora e criou um guia valioso e eficiente para absolutamente todos que procuram melhorar seu bem-estar mental. Definitivamente merece a leitura."

Dr. Angharad Ruttley, Consultor em Psiquiatria e Diretor Clínico do NHS (Serviço Nacional de Saúde do Reino Unido)

de zero a zen

owen o'kane

Dez minutos por dia para ser uma
pessoa mais calma e feliz

de zero a zen

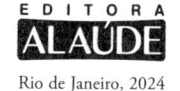

EDITORA
ALAÚDE

Rio de Janeiro, 2024

De zero a zen

Copyright © **2024** Alaúde Editora Ltda, empresa do Grupo Editorial Alta Books (Starlin Alta Editora e Consultoria LTDA)).

Copyright © 2023 Owen O'kane.

ISBN: 978-85-7881-672-8

Translated from original Ten to Zen. Copyright © 2018 by Owen O'kane. *ISBN 978-1-5098-9367-6. This translation is published and sold by Pan Macmillan, the owner of all rights to publish and sell the same. PORTUGUESE language edition published by Alaúde, Copyright © 2024 by STARLIN ALTA EDITORA E CONSULTORIA LTDA.*

Impresso no Brasil — 1ª Edição, 2024 — Edição revisada conforme o Acordo Ortográfico da Língua Portuguesa de 2009.

Dados Internacionais de Catalogação na Publicação (CIP) de acordo com ISBD

O99d   O'kane, Owen

De zero a zen: dez minutos por dia para ser uma pessoa mais calma e feliz / Owen O'kane ; traduzido por Celine Salles. - Rio de Janeiro : Alta Books, 2024.
192 p. : il. ; 15,7cm x 23cm.

Tradução de: Ten to Zen
Inclui índice.
ISBN: 978-85-7881-672-8

1. Autoajuda. I. Salles, Celine. II. Título.

CDD 158.1
2023-3712   CDU 159.947

Elaborado por Odilio Hilario Moreira Junior - CRB-8/9949

Índice para catálogo sistemático:
1. Autoajuda 158.1
2. Autoajuda 159.947

Produção Editorial: Grupo Editorial Alta Books
Diretor Editorial: Anderson Vieira
Editor da Obra: Ibraíma Tavares
Vendas Governamentais: Cristiane Mutüs
Gerência Comercial: Claudio Lima
Gerência Marketing: Andréa Guatiello

Produtoras Editoriais: Gabriela Paiva, Mariana Portuga
Tradução: Celine Salles
Copidesque: Beatriz Zaparoli
Revisão: Evelyn Diniz, Rafael de Oliveira
Diagramação: Joyce Matos

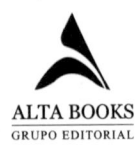

Rua Viúva Cláudio, 291 — Bairro Industrial do Jacaré
CEP: 20.970-031 — Rio de Janeiro (RJ)
Tels.: (21) 3278-8069 / 3278-8419
ALTA BOOKS
GRUPO EDITORIAL
www.altabooks.com.br — altabooks@altabooks.com.br
Ouvidoria: ouvidoria@altabooks.com.br

Editora
afiliada à:

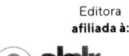
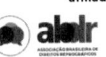

Dedicado à memória de minha mãe, Kathleen, que me ensinou muito sobre bondade, compaixão e viver plenamente.

Sumário

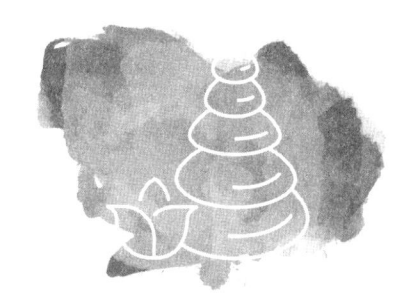

Agradecimentos

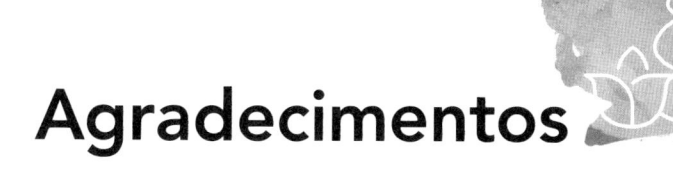

Eu gostaria de agradecer a todos que se envolveram na jornada do De Zero a Zen. Agradecimentos especiais ao meu companheiro Mark, à minha agente, Bev James, e à minha editora, Carole Tonkinson — todos que acreditaram incansavelmente em mim e na mensagem do livro.

www.tentozen.co.uk

@owenokaneten

O Autor

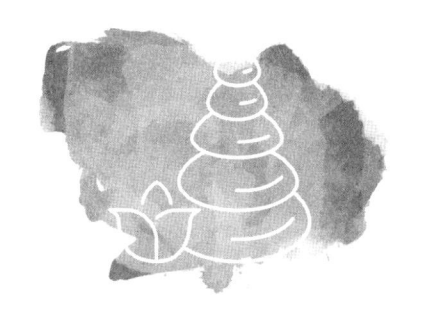

Owen O'Kane tem formação dupla em medicina e psicoterapia e é diretor clínico no Serviço Nacional de Saúde do Reino Unido (NHS). Essa experiência, juntamente com seu trabalho em cuidados paliativos e suas raízes na Irlanda do Norte, deram a ele uma capacidade única de entender como acabar com a ansiedade e gerenciar o estresse, bem como uma visão inigualável sobre o que traz felicidade e alegria à vida das pessoas. Apresentado com uma abordagem leve e fundada no bom senso, seu programa De Zero a Zen será um companheiro para toda a vida.

Introdução

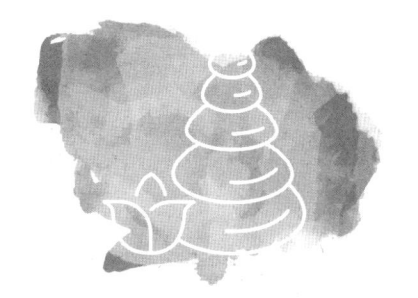

Às vezes, a vida pode ser dura e as situações, difíceis de administrar. Em meu trabalho como terapeuta, eu frequentemente vejo pessoas com problemas que podem parecer familiares para você:

- Você se sente sobrecarregado e incapaz de enfrentar as coisas?
- Você se preocupa constantemente e se sente exausto, irritado ou zangado?
- Você perdeu a alegria de viver e o bom humor?
- Você está passando por dificuldades em seu relacionamento?
- Você come menos ou mais do que deveria, ou depende de estímulos como álcool, medicação, drogas, consumismo, sexo e redes sociais para enfrentar a vida?
- Você se sente impotente ou imprestável e que simplesmente não é bom o suficiente?

Esta lista não está completa e você pode ter outros desafios, mas caso se identifique com algumas, muitas ou todas essas opções, posso garantir que você não está sozinho. A ajuda está ao seu alcance. Meu treino De Zero a Zen mostrará como você pode aprender a administrar essas emoções difíceis e, no fim das contas, viver de uma forma mais autêntica, calma e feliz.

Você já olhou para todas as fotos felizes nas redes sociais — Facebook, Twitter, Instagram — e pensou, invejosamente, que todas as outras pessoas estão se divertindo? Isso pode acontecer mesmo quando sabemos que estamos vendo apenas uma versão cuidadosamente editada da realidade. Sim, é ótimo compartilhar as coisas felizes, mas onde está o resto das fotos? Nós raramente postamos sobre os desafios com os quais lidamos, e as narrativas que compartilhamos nas redes sociais são as que queremos que os outros vejam e que acreditem sobre nós.

Como seria um alívio se todos pudéssemos ser verdadeiros sobre quem realmente somos, sem desculpas. Se apenas pudéssemos ser honestos sobre a confusão magnífica e maravilhosa que é ser humano. Dentro dessa confusão, há diversas revelações e possibilidades de crescimento, mas elas emergirão somente se nos permitirmos ter tempo de parar e refletir. Nossa cultura promove notícias distorcidas, histórias editadas e um ritmo frenético, e nós todos fazemos tanta "coisa" que frequentemente estamos esgotados — inclusive as nossas crianças. Então, neste livro, eu incentivo você a fazer uma pausa de apenas dez minutos todos os dias, com a esperança de que este tempo se torne uma parte central da sua vida. Também incentivo você a abordar alguns dos aspectos difíceis da sua vida de uma maneira segura e controlada, o que te ajudará a evoluir para uma versão mais verdadeira de si mesmo.

Todos temos dificuldades uma vez ou outra — eu sei que isso é verdade tanto pessoal quanto profissionalmente. Assim, este livro oferece a solução De Zero a Zen, um ponto de partida para recuperar o controle e retornar para uma mente mais calma e uma vida melhor. Não prometo balançar uma varinha mágica, nem espalhar pó de fada. No entanto, prometo sim compartilhar com você técnicas efetivas e transformadoras. Essas técnicas e esses princípios de vida são baseados em alguns dos mais comprovados modelos psicológicos usados em meu cotidiano como terapeuta, em minhas experiências trabalhando com doentes terminais e em algumas das minhas experiências pessoais ao longo do caminho.

Um treino diferenciado

Meu treino distingue-se, em parte, dos demais devido à duração. A magnitude do De Zero a Zen é que você realmente só precisa de dez minutos por dia para se beneficiar dele. Mas também é diferente, já que vai muito mais fundo no porquê estamos ficando angustiados, para começar.

Todos sabemos que é impossível sentir-se calmo e no controle o tempo inteiro, mas encontrar uma forma de recuperar um senso de perspectiva é, às vezes, essencial. No entanto, isso não quer dizer que seja uma tarefa fácil, e nos estágios iniciais de desenvolvimento do De Zero a Zen, eu pensei muito sobre como poderia ser um efetivo treino mental diário. Essencialmente, eu queria que ele:

- Ajudasse as pessoas a encontrar uma maneira de parar e desacelerar rapidamente
- Ajudasse-as a sair da angústia mental
- Ajudasse-as a recuperar o senso de perspectiva
- Ajudasse-as a seguir em frente com uma sensação mais forte de calma e controle

Mas como eu faria isso? Eu sabia, de início, que usaria as técnicas que aprendi no treinamento em terapias psicológicas, mas também queria que minha abordagem fosse mais do que um conjunto de técnicas — eu queria que o treino De Zero a

Zen incorporasse princípios para uma vida mais pacífica e autêntica. Isso me levou a dialogar com os *insights* que obtive em meu trabalho com os doentes nos últimos 25 anos.

Agora, peço que você mantenha a mente aberta e comprometa-se com o tempo exigido para a prática plena. Esteja preparado para o recomeço e agarre-se ao pensamento de que o que quer que tenha acontecido, já passou. A única coisa que importa é o agora.

Neste livro, há um espaço nos exercícios **Faça uma pausa...** para que você faça suas próprias anotações. Mas você pode preferir ter um caderno específico para usar ao fazer o seu treino De Zero a Zen.

A influência dos que estão morrendo

Por muitos anos, antes de me tornar um terapeuta, eu trabalhei como enfermeiro na área dos cuidados paliativos e, frequentemente, ouvia pacientes terminais falando sobre arrependimento e sobre como desejavam ter usado o tempo que tinham de maneira diferente. Hoje, eu sou um terapeuta sênior e, no momento de escrita deste livro, sou também um diretor clínico trabalhando no Serviço Nacional de Saúde do Reino Unido.

Ainda consigo ouvir a voz de um homem de 70 e tantos anos, que estava em uma casa de repouso, dizendo, "Passei tanto tempo da minha vida preocupado que gostaria de ter aprendido a não fazer isso."

Na verdade, perdi a conta do número de vezes que ouvi pessoas falando sobre o quanto a vida era estressante para elas, como elas priorizaram as coisas erradas e as palavras tão conhecidas, "Se eu pudesse voltar no tempo."

O que aprendi com esses pacientes foi que eles sentiam que muito do seu tempo precioso fora gasto com coisas que não eram importantes. Ao ouvir isso, meu desejo inicial de desenvolver algo que impedisse tal situação foi despertado. Eu queria compartilhar com um público mais amplo o que eu via como experiências privilegiadas que tive enquanto trabalhava como enfermeiro.

Ao mesmo tempo, percebi que pouquíssimas pessoas estavam fazendo pausas na sua vida ocupada para cuidar da mente. Começar um livro afirmando que ele foi influenciado em parte por experiências com doentes terminais pode parecer uma escolha estranha, e alguns de vocês podem ficar receosos de que o conteúdo seja deprimente. No entanto, garanto que isso não poderia estar mais longe da verdade; ele é inspirador.

Em sua essência, o De Zero a Zen é um treino mental diário que objetiva ajudá-lo a viver de forma mais plena, profunda e prazerosa. Através da minha experiência trabalhando no mundo da saúde física e mental, eu vi que o processo da morte traz várias lições para quem caminha ao lado. Essas tratam de esperança, coragem, perspectiva e alegria, assim como maneiras de viver em paz com o tempo que nos resta.

Os numerosos *insights* que recebi dos doentes terminais poderiam encher um livro totalmente novo, e as histórias são variadas e diversas. No entanto, os temas dominantes eram notavelmente similares: a preocupação, o sofrimento psicológico e o medo muitas vezes impediam as pessoas de gozar uma vida tão plena, feliz e autentica quanto gostariam.

Ser um enfermeiro de cuidados paliativos me colocou cara a cara com a vida das pessoas: suas memórias felizes, suas prioridades e seus arrependimentos. Descobri que todos desejavam ter passado menos tempo se estressando com as coisas, que todos desejavam ter aproveitado os bons tempos integralmente, ter prestado mais atenção a todos os prazeres potenciais da vida. Essa descoberta provocou em mim o desejo de criar um processo efetivo e confiável que todos pudessem usar diariamente para acalmar a mente e começar a viver o aqui e agora. Isso porque, na minha experiência, poucas coisas são mais importantes.

Meus anos como enfermeiro também serviram como motivação para me tornar terapeuta. Frequentemente eu via que o sofrimento dos pacientes terminais era mais do que a dor física e que também havia um aspecto psicológico subjacente à angústia deles. Algumas vezes, eu testemunhei a dor sendo reduzida quando os pacientes eram capazes de descarregar sua mente de uma forma nunca feita antes. Por isso, eu também quis criar algo que ajudasse as pessoas a viver de maneiras que pudessem aliviar esse sofrimento psicológico. Que melhores professores do que aqueles que estão encarando a morte? Com imensa gratidão àqueles que corajosamente compartilharam suas histórias comigo, eu transmito para você algumas das lições que aprendi.

Foi assim que nasceu o De Zero a Zen: um treino simples e estruturado para a mente, que ocupa apenas dez minutos do seu dia e que, mesmo assim, trará benefícios amplos e verdadeiramente transformadores. De Zero a Zen pode ser feito em qualquer lugar, a qualquer hora e por qualquer um — sua beleza está na sua praticidade e simplicidade. É tão fácil de aprender que qualquer um pode fazer dele uma parte da sua vida diária.

Na verdade, De Zero a Zen não será apenas fácil e efetivo, mas também um dos melhores investimentos que você fará.

Por que "Zen"?

Então, por que o nome "De Zero a Zen"? Que imagens vêm à mente quando você pensa em atingir o estado "Zen"? Alguns de vocês podem pensar em Zen Budismo, o caminho espiritual. Outros podem enxergar o Zen em um sentido mais geral, como um tipo de atalho para o relaxamento.

Desde já devo deixar claro que este livro não é baseado no Zen Budismo. Eu não foco a meditação pura ou a estrada para a iluminação. Não usarei gongos ou cânticos, e não existe a necessidade de afiliação a alguma prática espiritual. Em vez disso, eu uso o termo de uma forma coloquial que tem mais a ver com estar "atento" ou "relaxado". Tem a ver com alcançar aquele estado mental altamente desejado que as pessoas acessam através da meditação, quando nos tornamos calmos, conscientes e iluminados. Tem a ver com estar concentrado, mas relaxado; a ideia de "Zen" como uma abordagem para a vida que enfatiza a criatividade, simplicidade e intuição, ao invés daquela centrada em objetivos. O "Zen" é no sentido de relaxamento, de atingir aquela sensação cobiçada de calma profunda e concentrada.

Embora este livro não tenha relação com o Budismo, minha esperança é que, honrando a sabedoria desses ensinamentos, da atenção plena e da psicologia, assim como a sabedoria dos doentes terminais e minhas experiências com a terapia, você possa encontrar sua própria iluminação nesses treinos; seu próprio "Zen", seja o que for que isso signifique para você.

Eu tenho praticado esse método e apresentando oficinas por muitos anos e posso assegurar que, se você seguir as etapas deste livro, aprenderá rapidamente a acessar esse estado tão procurado de concentração calma e relaxada, como e quando precisar.

A influência dos que permanecerão aqui

Como tudo o que eu compartilho com você neste livro é baseado em anos de experiência profissional, eu também tive a minha cota de desafios e partilharei alguns deles com você.

Eu mencionei que, como terapeuta, ouço bastante sobre como a vida pode ser angustiante, e o conceito de tempo frequentemente tem um papel importante nisso. Não ter tempo suficiente, perder tempo, o passar do tempo — são todos temas recorrentes. Eu também ouço muitas histórias sobre vidas e mentes caóticas e sobre pessoas sem compaixão por si mesmas batalhando para encontrar formas de suportar as exigências diárias.

No decorrer dos anos, eu descobri que não importa qual terapia, oficina ou técnica de respiração seja oferecida a um indivíduo, sua eficácia será muito menor se o nível de sofrimento da pessoa for alto demais para processar os métodos que estão sendo mostrados. Eles simplesmente não conseguem se envolver devidamente com a terapia ou com a prática, porque há tantas outras coisas acontecendo que preenchem seu Espaço Mental.

Reduzir o volume da mente pode ser um jeito mais fácil de ajeitar isso. Meu livro não é um programa de terapia, mas espero que usar as técnicas e os conceitos inseridos nele possibilite que seu cérebro se acomode e se aquiete, permitindo que você ingresse em um lugar que, independentemente do que estiver acontecendo na sua vida, pareça mais administrável.

Na realidade, estamos todos no mesmo barco. Estamos todos aqui na Terra por um período de tempo desconhecido, com uma vida absolutamente imprevisível para viver. Isso é lindo. Mas se formos verdadeiramente honestos conosco, com que frequência vivemos plenamente? De verdade?

 Faça uma pausa...

Para começar, deixe-me fazer duas perguntas simples. Sente-se em silêncio, com os olhos fechados por um minuto e pergunte-se:

1. Eu estou realmente experienciando a vida que quero?
2. Eu sinto, com frequência, que a minha mente está serena e calma?

Se você respondeu "não" a uma ou a ambas as questões, seja então bem-vindo à espécie humana. Além disso, parabéns por escolher ler este livro. Não sou vidente, mas se você o adquiriu, imagino que tenha dificuldades em certos aspectos da sua vida. O que posso prometer — no fim das contas — é que fazer uma pequena pausa todos os dias para seguir o De Zero a Zen, meu treino para a mente, fará a diferença positiva de que você precisa.

Como este livro funciona

O livro é dividido em duas partes. A primeira parte, constituída pelos Capítulos 1 a 3, dá uma ideia de como o cérebro geralmente trabalha, mostra um pouco da pesquisa e da lógica por trás do programa e do porquê eu o dimensionei em dez minutos diários.

A segunda parte, do Capítulo 4 ao 10, é mais ou menos estruturada segundo os "minutos", ou as etapas, que correspondem aos "minutos" no treino. A prática completa é sintetizada no final do livro, na página 156, que funcionará como lembrete depois que você estudar cada um dos capítulos.

Na primeira parte, eu intercalei alguns desses "minutos", ou etapas, com meditações comuns e exercícios psicológicos, que atuam como um tipo de preparação para a prática de dez minutos. Esses exercícios curtos são marcados pelo convite para "fazer uma pausa" e fazem parte do treino. Eles vão orientá-lo sobre como ser mais gentil consigo mesmo, lidar com emoções desagradáveis e, no geral, limpar um pouco da bagagem mental indesejada que todos nós carregamos conosco, para que sua mente esteja livre e seja capaz de chegar à parte "Zen" mais rapidamente. Você pode encarar isso como uma espécie de desentupimento mental. Eu também incluí diversos casos práticos e histórias da minha experiência como terapeuta. (Todos os nomes ou as circunstâncias inseridos no livro foram modificados para manter o anonimato.)

Registro, desde já, que você não precisa ficar estritamente amarrado ao intervalo de dez minutos, e que pessoas diferentes se identificarão mais ou menos com diferentes exercícios e aspectos da prática. Alguns descobrem que querem passar mais tempo na atenção plena, outros na respiração. Por favor, sinta-se livre para se concentrar nas partes com as quais você se identifica e para personalizar este treino o quanto quiser. Dito isso, recomendo que você primeiro leia tudo sobre o treino. Quando se sentir confortável com a coisa toda, pode começar a testá-lo gradualmente e, ao final, decidir o que funciona melhor para você.

No cerne do meu treino está a ideia de reduzir a ansiedade mental lentamente, até que o cérebro tenha espaço suficiente para conseguir pensar com mais clareza. Não posso prometer que a prática levará à perfeição, mas certamente tornará tudo mais fácil.

Também falarei um pouco sobre a neurociência por trás do treino, especialmente nos capítulos iniciais, porque acredito que é importante você ser capaz de ver que tudo que eu apresentei é baseado em pesquisa sólida. Além disso, acredito que as técnicas são mais eficientes quando as pessoas compreendem *porque* elas funcionam. No entanto, não me aprofundarei muito na neurociência porque, embora ela forneça a estrutura para o treino, é apenas uma parte dele (e eu não quero afugentar você). Junto do contexto há outra camada, que eu chamei genericamente de "princípios para a vida" e sobre os quais falarei nos últimos capítulos.

Portanto, para aproveitar ao máximo este livro, é importante, em primeiro lugar, ler os capítulos iniciais. Você pode ignorá-los e ir direto para a prática propriamente dita, mas não aproveitará tanto quanto poderia.

Sua mente pode estar dirigindo o show

Sei que muitos de vocês podem, com razão, mencionar inúmeros fatores que impedem que vivam plenamente ou tenham uma mente mais calma, coisas que contribuem para sentimentos desconfortáveis tais como preocupações financeiras, problemas de relacionamento ou vizinhos barulhentos. Talvez o seu chefe assedie você, ou aconteceram coisas difíceis no seu passado que causam ansiedade.

Todas essas preocupações são válidas, mas você já parou para considerar como a sua mente, com sua habilidade incrível de processar e interpretar os eventos da vida, pode ter uma influência considerável em *como* você a vive e a experimenta?

Ela tem influência, sim, e nem sempre de uma forma positiva. Na verdade, aprendemos a partir das pesquisas da neurociência e da psicologia (as "ciências da mente") que o que acontece em nossa mente impacta cada um dos aspectos da nossa experiência.

Com frequência, nossa mente se revolta se não cuidamos dela adequadamente. Considero bastante interessante que prestamos atenção em todos os outros órgãos do corpo, especialmente se detectamos um problema ou identificamos ser necessária manutenção, mas geralmente ignoramos nossa mente. É como se esperássemos que elas cuidassem delas mesmas, como se tudo acontecesse lá em piloto automático. Apesar de haver alguma verdade nisso, também temos muito controle sobre nossos pensamentos, e promover um treino mental diário é uma ótima maneira de começar a exercitar e fortalecer este controle. E é aqui que entra o De Zero a Zen, elaborado para ajudar você a viver mais equilibradamente e evitar que se torne um prisioneiro das artimanhas da sua mente.

De Zero a Zen: os principais benefícios

Muitos dos livros de autoajuda que eu li prometem mudar a sua vida, mas não este aqui. Não posso mudar as circunstâncias da sua vida, mas posso ajudar você a decidir como reagir a elas. Posso oferecer a você algumas ferramentas que possibilitam que você troque as reações destrutivas por outras mais úteis. Posso prometer que, se você se comprometer com o que está sendo oferecido aqui, vai mudar como vê a vida e terá a chance de viver com mais esperança.

O De Zero a Zen é baseado em meus anos de experiência e formação profissional, mas também em uma abordagem a partir do bom senso adquirido observando o que realmente funciona para as pessoas. Todas as técnicas de natureza terapêutica que eu uso são amparadas por pesquisa científica que mostra o quão são efetivas e como beneficiam a mente. No entanto, ao invés de afogar você em centenas de artigos, apenas sintetizarei de maneira ampla o que sabemos que acontece quando nos acalmamos, desativamos o sistema de ameaça da mente, conseguimos algum espaço mental e simplesmente nos tratamos um pouco melhor:

- Exames de ressonância magnética mostram alterações positivas em nosso cérebro, incluindo um controle melhor do estresse e um aperfeiçoamento das funções mentais
- Nossa saúde física melhora, em conjunto com a saúde da nossa mente
- Nossos relacionamentos melhoram
- Ficamos mais produtivos e criativos, e tiramos menos licenças médicas
- Nossa visão do mundo é alterada
- Lidamos melhor com a vida e nos tornamos mais calmos
- Ficamos mais felizes

Em outras palavras, começamos a viver em vez de apenas existir. Espero sinceramente que, em nossa jornada juntos, você escolha viver plenamente e não apenas existir, e que faça as mudanças que tanto merece na sua vida.

Sobre mim

Agora que você sabe um pouco sobre meu histórico profissional, pode ser útil saber alguma coisa sobre mim como ser humano.

Eu vivo com o meu companheiro de longa data, Mark, e temos uma cachorra chamada Kate, que nos ensina muito sobre viver calmamente — se você realmente quer aprender como apertar o botão de "pausa" e recuperar a perspectiva, sugiro que, em algum momento, observe um cão relaxar. Para mim, eles são mestres Zen.

Além dos passeios regulares com Kate, gosto de correr, porque clareia a minha mente. Não sou nenhum atleta, mas corri algumas maratonas. E existe uma razão para eu mencionar a corrida. Todas as vezes que corri uma maratona, levei meu cartão de transporte para o caso de eu precisar pegar o ônibus para casa no meio do caminho! Na minha opinião, completar uma maratona tem mais a ver com resistência mental do que física. No passado, tive momentos em que a exaustão absoluta me fez pensar em desistir. Nesses momentos, parar e fazer um intervalo, respirar, recuperar o foco, colocar a cabeça no lugar e então recomeçar foi o que me fez alcançar a linha de chegada.

Hoje consigo perceber que estava praticando um tipo de Zero a Zen antes mesmo de ter verdadeiramente desenvolvido o conceito! Provavelmente, muitos de vocês também já estão fazendo isso. Para a maioria de nós, a vida atualmente parece uma maratona sem fim e, por isso, encontrar momentos para fazer uma pausa e nos reequilibrar nunca foi tão importante. Dessa forma, poderemos manter as "maratonas da vida" em um ritmo mais confortável.

Um toque de bom senso

Eu acredito fortemente que quando se trata de um bem-estar mental saudável, uma abordagem baseada no bom senso é essencial. Não quero que esta seja uma leitura pesada e chata. Quero que seja clara e acessível, então estou tentando mantê-la simples, mas, ao mesmo tempo, assegurando que haja ciência suficiente por trás para prevenir que pareça de alguma forma irreal.

Algumas pessoas podem precisar de teorias complexas, análises intermináveis e uma busca contínua por significado psicológico profundo, mas isso não funciona para todos. Não julgo, nem critico colegas que adotam tais abordagens na terapia, e muitas vezes elas são certamente essenciais. Entretanto, não é esse o propósito deste livro. Estou mais interessado em ajudar as pessoas a funcionar melhor no dia a dia, compreender um pouco mais o funcionamento da sua mente e apenas reduzir um pouco os níveis de ansiedade.

Como terapeutas, podemos às vezes cometer o erro de usar uma linguagem mais acadêmica que confunde as pessoas. Eu acredito que precisamos ouvir com mais atenção o que nossos clientes desejam — o que, na minha experiência, é simplesmente se sentir melhor. Uma ferramenta clara, realista, baseada em pesquisas científicas e que economiza tempo funciona não só por dez minutos, mas como um modo de vida. É como ter um jardim bagunçado. Se você não fizer uma pausa, regularmente, para cuidar do seu jardim, logo as ervas daninhas aparecerão. Nosso cérebro precisa de manutenção diária similar para que as coisas não comecem a parecer fora de controle e possamos criar o tempo de que precisamos para cuidar de qualquer desordem.

Dez minutos a cada dia é o que o programa exige e se, com o tempo, as pessoas quiserem praticar por mais tempo, ou usar as técnicas em períodos diferentes do dia ou da noite, isso será um bônus. Acredito que todos seríamos beneficiados se adotássemos uma abordagem mais proativa no sentido de cuidar do nosso bem-estar mental para ajudar a prevenir que sejamos subjugados pelos tempos difíceis. Essas experiências podem ser períodos de grande crescimento e aprendizado, apenas se permitirmos que elas sejam. Como qualquer mãe diria, "Você não pode apreciar o verão, a menos que tenha experimentado o inverno."

Então, comecemos a sua aventura no De Zero a Zen. Ele mudou a minha perspectiva sobre a vida, assim como a de muitas pessoas com as quais trabalhei. Hoje é o dia em que você começará a cuidar da sua mente. É um novo começo.

Você não olhará para trás. Estou feliz por você ter se juntado a mim.

de
zero
a
zen

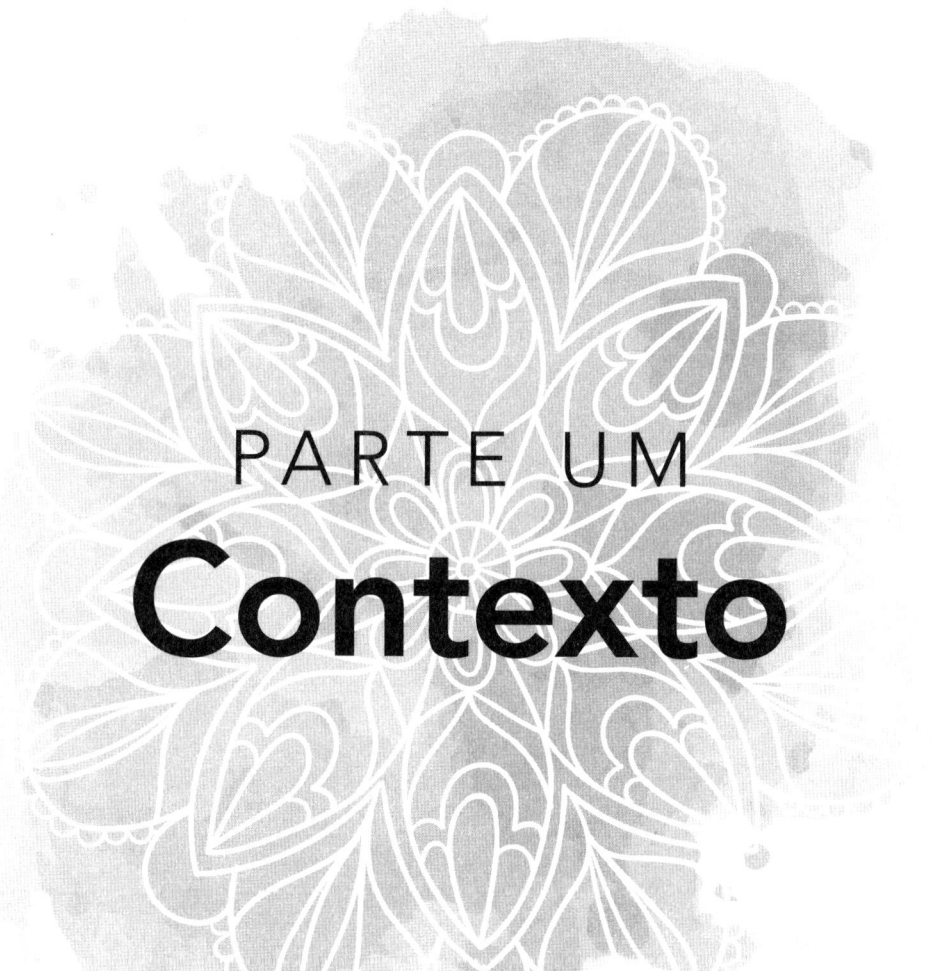

PARTE UM
Contexto

1

Do Zero ao Zen

Há alguns anos, eu trabalhei em um consultório particular com uma mulher que chamarei de Jane.

Jane se preocupava constantemente com diversos assuntos e, como parte de seu tratamento, sugeri trinta minutos de atenção plena todos os dias. Para isso, disponibilizei um áudio e todas as instruções relevantes. Jane nunca tinha meditado na vida e, depois de várias semanas fazendo isso, ela veio para uma sessão bastante mal-humorada. Quando explorei com ela a causa da sua agitação, ela me disse sem rodeios que era por causa da minha sugestão de meditação:

"Eu tenho quatro filhos, um emprego em período integral e um marido alcoólico, e você está me dizendo para relaxar e praticar atenção plena por trinta minutos todos os dias", disse. "Isso não está funcionando para mim. Sou muito estressada e ocupada para meditar!"

Eu me encolhi na cadeira e algo mudou profundamente em mim. Sendo alguém experiente em meditação e que tirava um tempo para mim mesmo, me senti culpado por assumir que seria fácil para outras pessoas. E, na realidade, na maior parte das vezes não é. Jane foi um forte alerta de que muitos de nós não temos tempo para meditar por meia hora todos os dias, e poucos dispõe de dias para participar de um retiro. Por isso, comecei a pensar na criação de algo que funcionasse mais rápido.

Passei a notar que muitos livros, cursos e seminários de psicologia e de autoajuda também envolvem bastante tempo e compromisso. É amplamente aceito que a própria terapia pode ser lenta e custosa. Entretanto, para muitas pessoas, o tempo e o dinheiro são limitados, e comprometer-se com programas mais detalhados simplesmente não é uma opção. É por isso que eu, sem nenhum constrangimento, desenvolvi um treino para a mente que é acessível, realista e altamente eficaz em um curto período de tempo. Simples assim.

Jane precisava de um programa eficiente, que fosse prático até mesmo para a pessoa mais ocupada. E me ocorreu que praticamente qualquer um consegue encontrar dez minutos em seu dia para escovar os dentes e tomar um banho. Assim, comecei a tentar encontrar uma maneira simples de cuidarmos da nossa mente da mesma forma que cuidamos do nosso corpo, quem sabe ocupando menos espaço em nossas agendas, mas definitivamente com mais frequência. Esse reconhecimento de que a maioria das pessoas acredita ser um desafio usar mais de dez minutos do seu dia para focar a meditação ou respiração consciente está na essência da minha técnica, e é a razão pela qual ela funciona.

Criando um Espaço Mental

Eu também percebi que Jane precisava reduzir os níveis de angústia e de ameaça que ela estava sentindo para que fosse possível encontrar o espaço mental necessário para respirar e refletir. Nós, provavelmente, experimentamos momentos de angústia e alguém disse algo como, "Não se preocupe, só respire profundamente que tudo ficará bem". É uma gentileza, mas a realidade é que o seu cérebro pode precisar de um pouco mais de ajuda para se acalmar rapidamente. Minha solução De Zero a Zen estabelece um guia específico e estruturado para reduzir a atividade da mente e criar este necessário espaço mental.

O que há nos dez minutos?

Dez minutos podem não parecer muito quando falamos de tempo, mas eu fiz caber uma quantidade incrível de informações valiosas nesse intervalo. De Zero a Zen tem duas camadas principais:

- A camada de "fundação", que compreende as habilidades práticas, tais como respiração, meditação e atenção plena — as ferramentas que você precisará para aperfeiçoar sua prática
- A camada "máxima", que eu chamo livremente de "princípios De Zero a Zen para a vida" — eles se tornarão parte da sua rotina diária e podem ser usados quando funcionar melhor para você

As habilidades práticas ajudarão a desacelerar a sua mente, reestruturar como você pensa e possibilitar a adoção de uma abordagem mais adaptável ao seu dia.

Os princípios para a vida envolvem fazer e incorporar certos compromissos fundamentais, baseados nos princípios da compaixão, aceitação e autenticidade. Gosto de pensar neles como sendo uma "capa mental" invisível que eu coloco todas as manhãs para me ajudar a encarar o dia. A cada dia você colocará esta capa mental durante o seu momento De Zero a Zen, tanto como um lembrete quanto como um compromisso consigo mesmo.

Ambos os aspectos — habilidades práticas e princípios para a vida — são baseados em habilidades, técnicas e princípios dos universos terapêuticos onde me formei. Eles incluem a atenção plena, a Terapia Cognitiva Comportamental (TCC), a Dessensibilização e Reprocessamento por Movimentos Oculares (EMDR) e as terapias interpessoais e focadas na compaixão. Todas essas abordagens têm resultados muito positivos e ajudam as pessoas a gozarem vidas mais felizes.

Deixe-me explicar brevemente os princípios essenciais de cada terapia:

- A **atenção plena diz** respeito a viver no momento presente e não se apegar demais ao seu passado ou futuro.
- As **terapias interpessoais e focadas na compaixão** reconhecem como nos relacionamos com nós mesmos e com os outros, enquanto aprendemos como tratar nós mesmos e os outros com maior compaixão e bondade.
- O *Tapping* é uma técnica eficaz usada para ajudar as pessoas a se tornarem mais pés no chão, e rapidamente chegar a um lugar seguro onde as coisas podem se aquietar e o sistema de ameaças da mente pode ser administrado. (Também é conhecida como estimulação bilateral e às vezes é usada como uma técnica de alicerçamento e tranquilização na EMDR, uma terapia usada para tratar traumas.)
- A **Terapia Cognitiva Comportamental** foca a conexão entre a forma que pensamos e sentimos. Usaremos técnicas do mundo da TCC para aprender a abandonar padrões de pensamento destrutivos.

Eu decidi extrair técnicas dessas terapias porque elas rapidamente acalmam e tranquilizam a mente de uma maneira segura e controlada. Lembre-se, De Zero a Zen não é terapia, mas um treino que permite que a sua mente se aquiete depressa para que você funcione melhor. Em resumo, pode fazer de você uma pessoa mais calma e mais focada, possibilitando que você se torne seu próprio terapeuta quando necessário.

Por que eu uso a TCC e a atenção plena

Eu uso a atenção plena e a TCC porque acredito que nossos pensamentos, com certa frequência, podem ser os "demônios" na nossa vida, criando muito sofrimento mental. E nós todos, naturalmente, reagimos à dor mental da mesma forma que fazemos com a dor física — tentamos amortecê-la e anulá-la. Na verdade, essa dor está geralmente nos contando algo bastante importante e nós deveríamos prestar atenção a ela. Como terapeuta, muitas vezes vejo pessoas fugindo de suas emoções difíceis ou enterrando-as, quando acredito que deveriam vê-las mais como placas de sinalização. Essas emoções mais difíceis ou desafiadoras podem ser um caminho para a clareza pessoal e, ao final, para encontrar a felicidade verdadeira. Eu falo disso reconhecendo que nós, às vezes, precisamos avançar na direção dos pensamentos e das emoções difíceis: de início, apenas deixando-os quietos até que possamos compreendê-los para que, somente depois, tomemos uma decisão sobre o que podemos abandonar.

Como eu disse, este livro é diferente dos outros porque não está apenas dando a você um conjunto de ferramentas práticas — como a meditação, atenção plena e assim por diante —, embora este seja um aspecto dele. Há muito mais do que isso no

De Zero a Zen, como ajudar você a explorar seus valores, seus princípios e como viver de maneira autêntica. Nos capítulos seguintes, entrarei em mais detalhes sobre o funcionamento exato de cada etapa. No entanto, darei a você um gostinho, agora, para que você não comece a ficar impaciente. (O que não é ideal quando se está tentando encontrar a calma!)

A parte prática dos seus dez minutos incluirão:

- **Parar** a corrente de pensamento que está causando a angústia
- Usar a **atenção plena e a terapia interpessoal** para avaliar o que está acontecendo com você
- Usar **técnicas terapêuticas** para reduzir um pouco o falatório da mente e desacelerar a sua atividade, o que possibilitará a criação de um lugar seguro para você parar e respirar
- Usar **técnicas respiratórias para a mente e para o corpo**, a fim de desacelerar um pouco mais a mente até um estado de maior calma
- Abandonar qualquer pensamento destrutivo através da **Terapia Cognitiva Comportamental**
- Usar **a atenção plena e a percepção do momento presente** para limpar qualquer névoa mental
- Vestir sua **"capa mental" do De Zero a Zen**, que representa seus princípios de autodeterminação — **compaixão, aceitação e autenticidade**
- Passar a encarar seu dia com **consciência, coragem e esperança**

Encontrar tempo para fazer uma pausa é um desafio para muitas pessoas, mas não é impossível. E não é só sobre pausar. É sobre parar para recarregar nosso cérebro das maneiras mais úteis. Quero que os dez minutos que você passar no De Zero a Zen sejam uma parte prática e útil do seu dia, que mudarão como o seu cérebro funciona e como você vive.

A "capa mental" que eu mencionei será explorada no Capítulo 9. Por enquanto, é suficiente saber que as habilidades práticas não são suficientes para realizar as técnicas psicológicas para desacelerar a mente. Sua "capa mental" do De Zero a Zen deve ser vestida todos os dias, porque oferecerá uma orientação alternativa que ajudará você quando surgirem desafios ou quando sua mente toma o controle, afirmando que você é tolo, patético ou fraco. Como parte do treino De Zero a Zen, você nutrirá uma voz mais gentil para consigo mesmo.

O De Zero a Zen funciona. Contudo, o treino é muito mais do que apenas técnicas. Ele é uma nova maneira de viver e uma nova abordagem sobre como tratamos os outros e nós mesmos.

2

Comprometendo-se com a mudança

Recentemente, eu atendi um jovem de 20 e tantos anos que chamarei de Joe. Joe é um jovem brilhante e inteligente, com um senso de humor seco. Sua questão principal era querer desenvolver sua confiança e sentir-se menos preocupado. A terapia era um processo duro para Joe, pois ele tinha que compreender muitas situações difíceis em sua vida. Um dia, durante a sessão, Joe me perguntou, com um ligeiro sorrisinho no rosto, se havia uma opção mais simples para auxiliá-lo a enfrentar a vida. Quando investiguei um pouco mais, a resposta dele me fez sorrir: "Você não tem nada a me oferecer que não envolva eu ter que fazer todo o trabalho? Como uma versão de comida pronta?"

Nós rimos um pouco e não surpreenderá você saber que Joe foi informado sobre a infeliz inexistência de transformações como comida pronta. Mudanças podem levar tempo e Joe precisava gastar tempo, diariamente, nas maiores alterações que desejava antes das coisas realmente começarem a mudar.

Entretanto, logo Joe foi capaz de usar as técnicas de vivência que eu ensinei para promover mudanças positivas em sua vida. Não foi um caminho fácil e, em alguns momentos, ele esteve fora da sua zona de conforto. Mesmo assim, ele se mexeu, partindo da crença de que era "um ninguém" para a de que tinha valor e que sua voz importava, tanto que eventualmente ele embarcou na ambição de longa data de estudar para ser um jornalista.

Firmando um compromisso consciente

Querer mudar não é o mesmo que firmar um compromisso real de fazê-lo. Isso me leva a outra época, quando eu estava em Londres em um dia frio de inverno, oferecendo uma oficina do De Zero a Zen para uma empresa. Como sempre, eu comecei com uma introdução leve e convidei os participantes, se eles se sentissem confortáveis, a compartilharem como experimentavam a vida em geral. Mary foi a primeira, com uma descrição bastante familiar:

"Eu me sinto como se estivesse flutuando pela vida no piloto automático, sem nenhum senso real de propósito, paixão ou direção. Regularmente, passo por momentos em que me sinto sobrecarregada e não consigo pensar com clareza ou tomar decisões. Minha mente é como um inimigo, crítico, negativo, julgador e que só pensa o pior. Além de tudo, estou estressada — me sinto cansada, física e mentalmente, a maior parte do tempo."

Felizmente para Mary, este treino mental de dez minutos a ajudou a perceber o quanto seus padrões negativos de pensamento estavam sabotando sua felicidade. Tão logo notou isso, ela foi capaz de começar a mudar a forma que vivia e a enfrentar as exigências da vida. Criar tempo e espaço, todos os dias, a fim de seguir o treino de De Zero a Zen, abriu os olhos dela para uma nova maneira de pensar e experimentar, o que, por sua vez, conduziu a mudanças monumentais em sua vida.

Se você se identifica com qualquer parte da descrição de Mary, então é hora de você acordar e considerar a mudança. Viver assim não é viver plenamente. É existir desconfortavelmente. Lembre-se de que você pode escolher. Portanto, agora, começaremos nosso próximo exercício. Convido-lhe a *parar* e considerar por apenas um minuto:

 Faça uma pausa...

Você realmente quer mudar e gozar uma vida mais plena e calma, em vez de apenas continuar existindo desconfortavelmente?

Faça uma anotação breve aqui, ou em um caderno, de seus pensamentos e quaisquer outros sentimentos que surgirem enquanto você reflete.

Se você respondeu "sim" à minha pergunta, ótimo. Isso pode representar um grande progresso para você. (Se você respondeu não, continue lendo mesmo assim. Talvez eu faça você mudar de ideia!) Entretanto, antes de prosseguir apenas uma palavrinha sobre mudança.

Uma mudança pode levar tempo

Mudanças reais levam tempo. Elas exigem compromisso e podem ser meio assustadoras no começo. A mudança pode ser desconfortável porque nos encoraja a sair das nossas zonas de conforto. O aspecto temeroso da nossa natureza nos leva a resistir à mudança e a nos esconder embaixo da coberta, mas no seu treino De Zero a Zen te incentivarei a acolher a mudança de braços abertos. É correndo o risco de mudar que você permitirá que incontáveis novas possibilidades surjam na sua vida. Você não está sozinho nisso. Como todos os outros que estão lendo este livro, você está tentando compreender coisas que podem, às vezes, parecer sem sentido. Conforte-se em saber que está no meio de uma comunidade de pessoas do De Zero a Zen que pensa da mesma forma que você, decidindo não aceitar uma vida de apenas existir e movendo-se para abraçar uma vida plena.

Tudo começa com você, e haverá algumas exigências.

 Faça uma pausa...

Aqui vai outra pergunta para fazer você pensar:

Você está disposto a se comprometer com dez minutos diários para embarcar na sua jornada De Zero a Zen?

Por que é chamado de treino

Da minha perspectiva, o negócio é o seguinte: Se o que estou dizendo faz sentido para você, então o próprio ato de aderir e comprometer-se com o treino De Zero a Zen já começará a fazer a diferença. Eu chamei isso de treino de propósito, porque é exatamente o que é — um treino mental para ajudar a mente a funcionar de uma forma que de fato melhore a sua vida. Ele funciona de uma maneira similar ao treinamento físico — se você não comparecer à academia regularmente, e talvez também cuidar da sua dieta, seu corpo não mudará.

Nosso cérebro não é diferente. Treinaremos a mente, fortalecendo-a e ajudando-a a desenvolver flexibilidade — exatamente como fazemos com o nosso corpo. Lembre-se, entretanto, de que você precisa se mostrar. Não basta só saber o que fazer na teoria; é necessário colocá-la em prática. O acordo contratual de que preciso é que você aceite aderir assim que estiver pronto. Isso significa não apenas se comprometer, mas também priorizar os dez minutos como um componente essencial do seu dia. Afinal, minha orientação e o conteúdo deste livro são uma parte do acordo; a segunda parte depende de você.

Então, a pergunta é: temos um acordo?

Comprometa-se

Em caso afirmativo, convido-lhe a fazer algo bastante simples:

 Faça uma pausa...

Pare por um minuto, feche os olhos e respire algumas vezes. Crie uma frase curta, original, que descreva seu acordo contratual para experimentar este treino e começar a dedicar dez minutos todos os dias a cuidar do seu bem-estar mental.

Se ajudar, aqui está a minha:

"Eu me comprometo a me defender todos os dias e a cuidar da minha mente gentilmente."

Escreva seu acordo contratual pessoal aqui, ou em um papel. Você pode querer tirar uma foto dele com o seu telefone, para lembrá-lo de seu compromisso ao longo do dia:

Como isso ajuda?

Pode ser útil ouvir alguém que se beneficiou ao assumir este simples compromisso. Peter é um paciente particular meu que fica muito estressado quando tem que voar a trabalho. Há algum tempo, ele descreveu uma ocasião em que um voo foi turbulento e ele ficou muito ansioso: "Minha mente começou a me contar várias histórias na viagem sobre possíveis acidentes, ou um sequestro, ou a preocupação se o piloto esqueceu de ligar o sinal do cinto de segurança. Meu coração estava disparado, eu estava suando e só queria desembarcar."

Nem é preciso dizer que nenhuma das histórias de Peter tinha base na realidade. No entanto, ele foi capaz de usar as técnicas da sua prática De Zero a Zen para ajudá-lo a se afastar da preocupação e ver que sua mente estava catastrofizando (pulando para o pior cenário possível). O uso das técnicas de *tapping* e de respiração, que exploraremos nos Capítulos 5 e 6, fez com que ele se sentisse imediatamente mais à vontade em uma situação de medo. Agora ele consegue até gostar de voar, sabendo que pode usar essas técnicas sempre que ficar com medo ou ansioso. Ele aprendeu a diminuir o volume dos inquietantes pensamentos em sua mente e retornar a um mais racional e útil.

Usar o treino De Zero a Zen permite que as pessoas administrem as circunstâncias que consideram catalisadoras de ansiedade ou desafiadoras, promovendo sentimentos de segurança e controle. Se você alguma vez se sentiu ansioso em certas situações (e a maioria de nós já passou por isso), reservar um tempo para seguir o que ofereço aqui pode ajudar consideravelmente. Pode até haver momentos em que você não sabe ao certo por que se sente estressado ou preocupado, mas os sentimentos estão presentes mesmo assim. Em essência, nossa mente frequentemente opera em "modo de ameaça", nem sempre de forma útil, então o objetivo é desligar esse modo de ameaça quando ele não for necessário. Desativá-lo traz instantaneamente uma sensação de tranquilidade e calma, levando a um pensamento mais claro. (Explicarei isso com mais detalhes no próximo capítulo.)

Cuidando da nossa mente

Fico fascinado com quão frequente ficamos apegados à nossa aparência, ao que vestimos, ao nosso trabalho, a quanto ganhamos, e assim por diante, mas nossa mente mal recebe uma olhadela. Ainda assim, nossa mente é geralmente o epicentro de grande parte do sofrimento que experimentamos. Devemos encarar: às vezes nossa mente está operando como um grupo maníaco de trapezistas pulando de uma preocupação para outra, em um ritmo que constrangeria a maioria dos atletas olímpicos.

Algumas vezes passei por períodos particularmente difíceis em minha vida após perdas significativas — períodos de luto, decepções em relacionamentos ou simplesmente a batalha contra as exigências implacáveis da vida. Ao lado de todas as emoções desafiadoras normais que acompanham esses períodos, descobri que meu cérebro parecia estar intensificando certas emoções. O "centro de ameaças" do meu cérebro, também conhecido como amígdala, parecia ficar hiperativo. Enquanto eu tentava arduamente processar todas as minhas emoções, minha amígdala trabalhava tanto quanto, mas de uma maneira prejudicial. O ponto aqui é que independente do que esteja acontecendo em sua vida agora, seu cérebro pode não estar sempre trabalhando da melhor forma para o seu bem-estar.

Cada pessoa que ler este livro terá suas próprias histórias envolvendo questões como perda, rejeição, abandono e quaisquer outras provações que a vida tenha apresentado. No entanto, *essas são histórias da sua vida, que não definem quem você é; elas só podem moldar quem você é dependendo de como você escolhe responder a elas.*

Todos já ouviram a frase: "Minha mente estava me pregando uma peça". Bem, sua mente pode estar fazendo todo tipo de coisa sem o seu conhecimento, como excluir verdades inconvenientes ou agravar e catastrofizar outras. Na vida cotidiana, isso pode acontecer de muitas maneiras diferentes:

- Aquele olhar esquisito que seu chefe dirigiu a você pode não significar que você será demitido

- Seu companheiro, ou sua companheira, pode amar você mais do que nunca, apesar de ter esquecido de enviar uma mensagem a você ontem
- O fracasso que você vivenciou recentemente pode não significar que você é completamente inútil
- O fato de a sua filha adolescente ter afirmado que "odeia" você durante o café da manhã provavelmente significa "apenas por um momento" e, não, para todo o sempre — é provável que ela diga que ama você em meia hora
- O barista da Starbucks que olhou você como se você estivesse pedindo por um transplante de rim, quando tudo o que você queria era um cappuccino, estava provavelmente tendo um dia ruim e, na verdade, não antipatizou com você

Às vezes, nosso cérebro precisa de um pouco de "descanso" — assim como nosso corpo precisa durante o dia — para nos ajudar a recuperar a perspectiva. Da mesma forma, precisamos entender porque estamos reagindo de determinada forma para nos ajudar a mudar essa visão.

Este livro pretende ajudar você a fazer isso, para que você possa começar a viver de um jeito mais calmo, mais sereno e, no final das contas, mais flexível. Dez minutos a cada dia não é nada, tenho certeza de que você concorda, para tão grandes benefícios.

 Faça uma pausa...

Deixe-me fazer outra pergunta:

Com que frequência você para e presta atenção em seu bem-estar mental e na sua conservação?

Pare agora, apenas por um momento, e pense nisso.

Qual foi a sua resposta?

Suporei que, para a maior parte de vocês, a resposta foi "nunca", "quase nunca" ou "não o suficiente", porque "eu não tenho tempo". Se é esse o caso, bem-vindo, bem-vindo, bem--vindo. Você possivelmente responderá esta pergunta de forma bem diferente quando começar a experimentar as vantagens de se comprometer com a verdadeira mudança.

Não há como fugir do fato de que um cérebro que não é cuidado pode se descontrolar e levar a muitas consequências prejudiciais. Meu conhecimento profissional, minha experiência e minha paixão me mostraram que todos nós precisamos tentar entender um pouco mais nossa mente e tratá-la com muito cuidado. Também precisamos mudar a forma como nos relacionamos com nós mesmos e nos tratar com mais bondade e compaixão. O cuidado com nossa mente e a compaixão por nós mesmos mudam tudo de forma imensurável.

Portanto, aperte os cintos, fique à vontade com a linda confusão que é ser humano e venha comigo nesta jornada para reivindicar uma mente mais calma em apenas dez minutos diários. Você está, a partir de agora, no caminho da mudança.

3

As artimanhas do cérebro

Gostaria de começar este capítulo com a história de um delegado em uma de minhas oficinas. John confessou que tendia a sempre pensar o pior em qualquer situação. Certa vez, ele levou a sua mãe ao hospital para um check-up, porque ela estava com dor no estômago. Enquanto o médico a avaliava, John decidiu sair para tomar um café. Quando voltou, percebeu a ausência de sua mãe e perguntou ao médico onde ela estava. O médico respondeu que ela tinha ido e, naquele momento, John caiu no chão em lágrimas, acreditando que sua mãe havia morrido. Segundos depois, antes que o médico tivesse a chance de explicar, a mãe de John voltou, afirmando que estava bem e muito aliviada, porque o médico a tinha diagnosticado com retenção de gases. A mente de John também estava produzindo gases explosivos, se você me permitir o trocadilho. Naquele momento, seu cérebro produziu rapidamente uma narrativa extrema baseada em informações mínimas.

Com que frequência reagimos às histórias irracionais da nossa mente da mesma forma que John?

Portanto, antes de chegarmos ao treino do De Zero a Zen propriamente dito, gostaria que você permanecesse comigo e lesse os próximos dois capítulos, porque entender um pouco como nosso cérebro funciona em momentos de estresse o preparará para obter o benefício máximo a partir da sua prática. Eu sei, quando ouvimos falar em cérebros ou neurociência, alguns de nós podem pensar "não é para mim". Confie no que eu lhe digo, entender o funcionamento da mente criará, por si só, uma sensação de liberdade simplesmente porque você começa a entender que *você não é o conteúdo da sua mente*. É um momento bastante libertador.

A fiação da mente

Nosso cérebro é como um grande pedaço de gelatina que age como computadores ou processadores: ele absorve muitas informações, desde o momento em que nascemos. Basicamente, em nossos anos de formação, ele tende a não diferenciar muito se as informações que recebe são verdadeiras, razoáveis ou justas; ele simplesmente absorve tudo o que recebe por meio de suas experiências. Não temos controle nenhum sobre isso.

Com o tempo, nosso cérebro desenvolve sua plasticidade, que, basicamente, é a capacidade do cérebro de se fortalecer e mudar ao longo do tempo, desenvolvendo flexibilidade ou adaptabilidade. Quando tudo corre conforme o planejado nos anos de desenvolvimento, isso tende a acontecer com razoável sucesso. No entanto, a vida nem sempre sai conforme o planejado, e a evolução da força e flexibilidade do nosso cérebro pode ser interrompida se tivermos experiências muito desafiadoras ou difíceis.

Também se desenvolvem os caminhos neurais (podemos chamá-los de circuitos), que são como um conjunto complexo de placas de circuito configuradas para receber informações do sistema nervoso periférico até o cérebro e também para conectar diferentes regiões do cérebro umas às outras. Eles ajudam a determinar como as informações são repassadas e processadas. Caso esteja achando a explicação muito científica, simplificaremos. Se eu cair de repente e me machucar, meu sistema nervoso periférico enviará uma mensagem ao meu cérebro dizendo que eu me machuquei. Meu cérebro, então, ativará os meus receptores de dor e uma cadeia de eventos será iniciada.

À medida que nossos caminhos neurais se desenvolvem, padrões de pensamento, comportamento e reações começam a surgir sempre que algo é acionado.

Somos como computadores extremamente complexos e que recebem muita informação. Uma vez que obtemos as informações, as rodas são acionadas conforme a operação do cérebro em todos os aspectos da nossa vida — como pensamos, sentimos, reagimos, comemos, bebemos, dormimos, nos movemos, funcionamos e assim por diante. A lista é interminável, mas, em essência, é como vivemos. Além disso, ocorrem eventos bons e ruins na vida. Cada um deles desencadeará uma resposta automática aprendida pelo nosso cérebro, que, por sua vez, gerará as consequências emocionais que experimentamos.

A boa notícia é que podemos escolher se aderimos ou não às inúteis respostas aprendidas. Explicarei como fazer isso mais tarde (consulte a página 52). Outra consideração notável é que cada um dos nossos padrões será diferente de alguma forma, pois todos têm experiências diferentes.

A mente no "modo ameaça"

Falando francamente, eu conheço bem uma mente preocupada. Além disso, não tenho interesse em me esconder atrás de títulos profissionais ou me comportar como um guru perfeito. Como a maior parte da raça humana, eu passo por dificuldades de tempos em tempos, mas fiz a escolha de tentar crescer a partir delas, em vez de ser definido por elas.

Cresci em Belfast, na Irlanda do Norte, durante as décadas de 1970 e 1980, época dos conflitos conhecido como *The Troubles*. Este foi um ótimo campo de preparação para entender o trauma, a mente ansiosa e como viver com a incerteza. Bombardeios, tiroteios e tumultos eram comuns. Sim, foi um ambiente assustador para crescer, mas, felizmente, também foi um lugar repleto de risadas e algumas das pessoas mais gentis que conheci. Obrigado, Belfast, por isso.

Eu vim de uma família muito trabalhadora, em que havia muito amor, mas alguns momentos difíceis também. Além disso, eu cresci como católico. Antes de falar mais sobre isso, devo dizer que respeito o trabalho solidário que muitas religiões ou igrejas fazem. No entanto, para mim, havia um outro lado. Ser católico veio acompanhado de sentimentos já conhecidos: culpa e vergonha. Meu lema tornou-se "Se parece bom, deve ser ruim". Eu dormia em um quarto com uma estátua da Virgem Maria cujos olhos luminosos me observavam… Tenho certeza de que você entendeu.

Então, quando adolescente, entendi que era gay. Esta foi certamente a cereja do bolo no que diz respeito a viver com ansiedade. "Sair do armário" na Irlanda daquela época não era fácil; algumas pessoas não entendiam um modo de vida sobre o qual raramente se falava. Lembro-me, com carinho, que quando aparecia na televisão uma cena de sexo entre um homem e uma mulher, minha mãe pulava na frente do aparelho como um segurança, para a minha diversão e dos meus irmãos. Muitos anos se passaram antes que eu criasse coragem para dizer a eles que não beijaria nenhuma mulher como aqueles homens da televisão.

Já que era visto como diferente, sofri muito bullying quando adolescente e estava acostumado à humilhação regular. A diferença, como tenho certeza de que muitos de vocês sabem, não era tolerada. Como resultado de tudo isso, meu cérebro foi programado, desde muito cedo, para funcionar sob ameaça para me proteger. As ansiedades que experimentei ao crescer significavam que os caminhos neurais em meu cérebro se desenvolveram de sua própria maneira.

Este foi o início da minha compreensão sobre o que é estar ansioso. Alguns de vocês terão memórias semelhantes de como é experimentar níveis crônicos de preocupação e angústia em uma idade precoce. Essas primeiras experiências moldam nossas respostas aprendidas, influenciam nosso comportamento e as escolhas que fazemos e têm impacto sobre como evoluímos na vida. A boa notícia é que, ao se comprometer com a jornada em que está prestes a embarcar, você pode começar a reescrever o roteiro. Eu fiz isso — e você tem o poder, dentro de você, para fazer isso também.

Quem está dirigindo o seu filme?

Às vezes, a mente parece fazer o que bem entende. Isso está relacionado, em parte, com o que acabei de descrever sobre caminhos neurais, plasticidade e como nossos padrões pessoais se desenvolvem. Em determinados momentos, nossa mente elabora preocupações e medos, ou até mesmo interpreta mal as situações com base não no que realmente está acontecendo no mundo real, mas em velhos padrões ou hábitos que estão instalados. Às vezes, os pensamentos que nossa mente produz não fazem o menor sentido.

Costumo comparar o fluxo de pensamentos que passam por nosso cérebro com um filme, e um que muitas vezes não tem diretor ou produtor. No entanto, o que quer que esteja acontecendo nesse filme tem um impacto significativo em como nos sentimos. Algumas vezes podemos observar o filme em nossa mente, curiosos sobre o conteúdo, mas conseguimos seguir em frente rapidamente. Não levamos isso muito a sério e não há mudanças drásticas em nosso humor. Contudo, em outras ocasiões, decidimos ser os atores principais. Entramos na tela e nos envolvemos totalmente nas "artimanhas" da mente, que muitas vezes impactam negativamente nosso humor ou nível de preocupação. Na verdade, alguns de nós ficam tão envolvidos com o roteiro da mente que poderiam merecer um Oscar de Melhor Ator.

O problema é que todo esse envolvimento com as "artimanhas" da mente acaba se tornando desgastante e tem consequências negativas em nosso funcionamento. Isso é particularmente provável caso as histórias que nossa mente está nos contando sejam frias, duras, críticas ou autodepreciativas, o que costuma ser o caso. Essas histórias podem ser aprendidas, como padrões habituais que são gerados no piloto automático, mas com o tempo podem se tornar muito familiares e começar a parecer verídicas. Novamente, a boa notícia é que muitas vezes são verdades falsas.

 Faça uma pausa...

Pare de ler por um momento e, se possível, feche os olhos. Observe o que está acontecendo em sua mente neste exato momento. Apenas perceba o que a sua mente está fazendo. Está planejando o futuro, olhando para o passado, julgando, preocupando-se? Quem sabe está repassando os detalhes de um evento em particular?

Faça algumas anotações aqui, ou em um caderno, sobre o que você percebeu:

Enquanto você estava observando a atividade da sua mente, prestar atenção nos seus pensamentos foi um processo fácil? Você foi capaz de deixá-los fluir, sabendo que eles vão embora como uma nuvem passando pelo céu, ou você se viu interagindo com os pensamentos e desenvolvendo ainda mais a história? Faça algumas anotações.

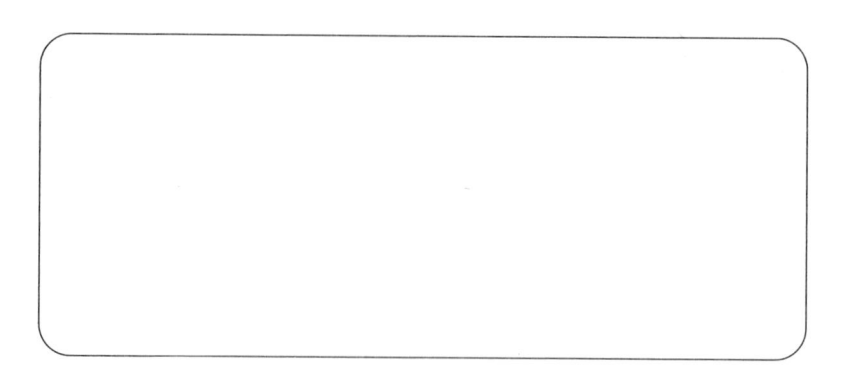

Mais uma vez, afirmo que aqui não há respostas certas ou erradas. Estou apenas interessado em ajudar você a desenvolver uma consciência de como você se relaciona com o que acontece em sua mente.

Você tem uma escolha e você está no controle

O que a maioria de nós não percebe é que temos algum poder na forma como administramos nossa mente. Quando o comportamento dela está um pouco caótico, existem maneiras de recuperar o controle. As técnicas e os princípios do seu treino diário do De Zero a Zen permitirão que você faça isso, e é verdadeiramente libertador. Temos a opção de aderir ao frenesi da atividade mental ou de treinar novamente o cérebro para ficar mais quieto quando decidir se revoltar — quase como disciplinar uma criança travessa.

Na última década, foi feito um magnífico trabalho nos mundos da psicologia e da neurociência que nos ajuda a entender nossa mente e nosso comportamento subsequentes. Prometi não apresentar muita psicologia acadêmica neste livro; no entanto, algumas das pesquisas que a neurociência e a psicologia oferecem são fascinantes e merecem ser mencionadas. Aqui está o que sabemos, resumidamente:

- Durante grande parte do tempo, há uma quantidade enorme de atividade acontecendo em nossa mente
- Algumas vezes, como na analogia com o filme, essa atividade pode ser caótica e geralmente não faz sentido algum
- Alguns pesquisadores contam que temos cerca de 60 mil pensamentos por dia e que até 80% do conteúdo desses pensamentos pode ser negativo ou repetitivo
- Exames de ressonância magnética mostram que quando nosso sistema de ameaça é ativado (muitas vezes por hábito, ou desnecessariamente), uma corrente de eventos é desencadeada na mente e no corpo, o que cria uma reação de estresse
- Exames de ressonância magnética também mostram que quando a mente é treinada para estar atenta (por exemplo, através das técnicas deste treino), o sistema de ameaça é desativado

Pensamentos catastróficos

Você já passou por momentos em que algo difícil está acontecendo, ou talvez você esteja passando por uma situação desafiadora, e o modo predefinido da sua mente automaticamente considera o pior cenário? Isso acontece com frequência, e nas minhas oficinas eu vi que há alguns recorrentes (e uma parte deles eu quase consigo imaginar como títulos de músicas pop):

- Isso é um desastre!
- Isso sempre acontece comigo!
- De que adianta?
- Eu deveria desistir agora
- Não vou sobreviver a isso

Alguma dessas afirmações lhe parece familiar? Se sim, não se preocupe. É só como o seu cérebro automaticamente reage. Lidar com isso faz parte do trabalho que estamos fazendo. Mudar a forma como você reage e estabelecer novos padrões o ajudará a criar respostas automáticas mais úteis. Lembra-se do John, do começo do capítulo? Só porque pensamos que o pior aconteceu, não significa que de fato aconteceu.

Pensamentos acelerados

Muitos de nós acordam no meio da noite com muitas ideias e pensamentos zumbindo em nossas mentes. Esses pensamentos acelerados podem parecer o equivalente a cinco ou seis pessoas conversando de uma vez só, e tornam impossível entender direito e seguir um deles por causa do "barulho" de todos os outros.

 Faça uma pausa...

Pare de novo por um momento, mas desta vez com a intenção de ficar parado e simplesmente não fazer nada. Agora, acesse o seu cérebro só para observar, com curiosidade, qual é a velocidade da atividade acontecendo naquele momento. Nada mais. Como você classificaria essa velocidade em uma escala de um a dez (um sendo completamente lenta, quieta e calma; dez sendo absoluto caos pela via expressa)?

Da mesma forma, registre como está o seu corpo físico em relação ao seu nível de atividade mental. Lembre-se, neste estágio você está apenas registrando e observando com um sentimento real de curiosidade. Não importa se você classificou como zero ou dez; o que importa é que você notou. Observar é o que começará a fazer toda a diferença na sua vida, e ajudará você a recuperar o controle.

Anote abaixo a classificação da velocidade da sua mente, de zero a dez:

Anote suas reações físicas:

Pensamentos estranhos

Além da quantidade de pensamentos ou da sua velocidade, você já teve ideias que não faziam sentido ou até pareciam um pouco estranhas? Mais uma vez, tenha certeza de que isso é normal. Outra coisa que estamos propensos a fazer é dizer a nós mesmos que toda essa atividade mental errante em nosso cérebro é "verdadeira" e que precisamos respondê-la na mesma hora. Isso não é útil se você estiver no meio de uma reunião de trabalho e seu cérebro divagar para pensar em fazer compras para o jantar. O chefe está pedindo os últimos números do mês e sua resposta é "torta de frango". O cérebro está fazendo o que deveria fazer, divagando, mas pode não ser totalmente útil naquele momento. Acho que todos nós já passamos por isso em algum momento.

Agora que você tem uma noção de como nossos pensamentos podem nos enganar e nos tornar reféns, é hora de enxergar como podemos corrigir isso.

Recuperando o controle

Gostaria agora de compartilhar com vocês alguns minutos de dentro da mente de uma das minhas pacientes, Susan, quando ela teve uma manhã particularmente estressante:

Susan acorda às 8h, uma hora mais tarde do que planejava, porque seu alarme não tocou. Ela precisa estar em Londres às 9h, para uma oficina que está conduzindo, então seu nível de estresse já está mais alto do que o normal. Enquanto ela toma banho, a história em sua cabeça lhe diz que ela vai se atrasar, o seminário vai ser um desastre e eles nunca a convidarão para voltar.

Entretanto, momentos depois ela percebe um brinquedo do seu cachorro no banheiro, o que a lembra de que ele tem uma consulta no veterinário mais tarde naquele dia. Em seguida, ela começa a planejar como voltará para casa a tempo de ir ao veterinário. A clínica fica perto de um supermercado, o que a lembra de que ela precisa encomendar um bolo para o aniversário do marido.

Ela, então, passa a se perguntar sobre o segurança que trabalha no supermercado, pois não o vê há algumas semanas. Quando Susan o viu pela última vez, ele mencionou ter voltado a Lagos para ver sua família. Isso, por sua vez, lembra a Susan de que ela precisa reservar um voo para ver sua família na Escócia. E, assim, ela começa a pensar em datas para sua viagem.

Logo, uma batida na porta do banheiro lembra Susan de que ela está atrasada para a oficina. Sua cabeça volta à história original de que ela se atrasará e todo o seminário será um desastre.

Foram alguns minutos bem agitados e tenho certeza de que você concorda.

Além do turbilhão de ideias na cabeça de Susan durante esses poucos minutos, você não ficará surpreso ao ler que também ocorreram mudanças em seu corpo. Em suas palavras:

"Meu peito estava apertado, minha respiração acelerada, meu coração batendo forte, minha boca seca e minha cabeça doía. Quanto mais consciente eu ficava desses sintomas, mais fortes eles se tornavam. Por outro lado, essas mudanças físicas em meu corpo pareceram contribuir ainda mais para o volume de atividade em minha cabeça e vice-versa. Basicamente, fui pega em uma armadilha."

O problema com o cérebro do homem moderno é que, conforme evoluímos, a mente se torna mais complexa e ocupada. Nossos sistemas de ameaça (também conhecidos como nossa reação de "bater ou correr") parecem não querer desligar, o que desencadeia toda uma série de eventos em nossa mente e em nosso corpo.

Compreendendo a mente caótica

Então, o que está acontecendo com Susan?

- Susan acordou e ficou estressada quando percebeu que estava atrasada. Seu centro de ameaça "bater ou correr" (localizado no lado direito do cérebro, chamado de amígdala) foi ativado, avisando "prepare-se para ameaça ou perigo". Pense na amígdala como um sistema de alarme de emergência que, quando acionado, gera uma corrente de eventos físicos e psicológicos. Este é um sistema fantástico, que é extremamente útil em uma emergência ou crise genuína; no caso de perigo ou ameaça real, ele nos fornece a energia necessária e a adrenalina de que precisamos para ajudar a nos proteger do dano. Entretanto, quando ele é ativado fora de contexto, ou é exagerado, ou simplesmente começa a funcionar no piloto automático, torna-se um problema.

- No cenário de Susan demorar para se levantar, esse estado de ameaça ativou uma série de reações físicas e psicológicas que levaram ao turbilhão de atividade em seu cérebro e corpo. Tudo estava em alerta máximo e seu cérebro começou a operar em alta velocidade.

- O cérebro dela agiu conforme achava que deveria — reagindo a uma ameaça —, mas como a ameaça foi compreendida de forma desproporcional, ele na verdade não está ajudando Susan. Além de tudo, hormônios como o cortisol e a adrenalina também aumentam, o que eleva a sensação de perigo ou ameaça iminente. Seu corpo a está preparando para lutar com um tigre, mas ela só está atrasada para o trabalho! Isso ocorre porque, quando ativada ou colocada em alerta máximo, a amígdala também libera hormônios como cortisol e adrenalina, que, por sua vez, fazem com que alguns sistemas do corpo trabalhem mais e mais rápido. Se você já sentiu os batimentos cardíacos acelerados, a respiração rápida ou o estômago embrulhado ao se sentir angustiado, provavelmente é isso que está acontecendo.

Não será prejudicial a você, mas o cérebro pensa que está ajudando, quando, muitas vezes, não está. É uma resposta programada conhecida como ativação do sistema nervoso simpático. Basicamente, é um sistema de alerta avisando você de que o perigo pode estar à espreita.

- Isso, por sua vez, desencadeia um senso de urgência ou ameaça. O cérebro e o corpo devem se proteger ou fugir, e é aí que a nossa mente começa a entrar em ação com uma avalanche de pensamentos, inquietações e preocupações. É um processo exaustivo sobre o qual a maioria das pessoas sente que não tem poder.

Isso parece familiar?

Quebrando o ciclo da ansiedade

O problema é que, se toda essa atividade passar despercebida, nosso cérebro tende a não regular ou filtrar nada disso. Assim, Susan fica presa em um ciclo ansioso. Sua mente gira em círculos e tudo fica pior porque ela comete o erro de atender a cada preocupação que surge.

Felizmente, existe uma solução para isso que ajudou Susan a gerenciar situações semelhantes que surgiram depois. Ela tinha que simplesmente reconhecer o que estava acontecendo em sua mente, parar, fazer uma pausa e usar as técnicas do De Zero a Zen para desacelerar a mente e o corpo, recuperando o senso de perspectiva e sanidade. Ela foi capaz de quebrar o ciclo.

Desligando o seu sistema de ameaça

As técnicas e os princípios que você aprenderá ajudarão a desativar esse sistema de ameaças de maneira rápida e eficaz. *Lembre-se, se algo foi ativado, normalmente também pode ser desativado.* No caso descrito, o treino De Zero a Zen permitiu que Susan operasse com eficiência e ganhasse o controle do trem desgovernado que era o seu cérebro.

É muito empoderador saber que você tem as técnicas necessárias para pausar, parar e desativar seus pensamentos descontrolados e, assim, recuperar a sensação de controle da sua vida. Ao mesmo tempo, você desativa a resposta nervosa simpática (ver página 50) e dá as boas-vindas à resposta nervosa parassimpática, que consiste simplesmente em diminuir o ritmo. Pense nisso quase como um acelerador e desacelerador. Ao desligar o centro de ameaças, você pode ativar simultaneamente outras partes do cérebro que podem ser mais úteis na regulação da atenção, emoção e autoconsciência. Os pesquisadores nos dizem que as pessoas que praticam a atenção plena todos os dias fortalecem essa parte do cérebro, que ajuda na regulação e no equilíbrio das coisas. Isso, por sua vez, desencadeia a liberação de substâncias químicas mais calmantes e de "bem-estar", como a dopamina e a serotonina, que criam uma sensação de calma e controle.

Vamos dar uma chance

Independentemente de quais forem as nossas circunstâncias, todos teremos algo acontecendo com o qual temos dificuldade. É a natureza da nossa humanidade. A forma como o nosso cérebro administra esses desafios é frequentemente um problema, com padrões de pensamento contendo julgamento e exagero, e a crítica ocupando o palco central. Vamos engatinhar com este novo estilo de vida tentando esta pequena atividade:

 Faça uma pausa...

Dedique um minuto para se concentrar em algo na sua vida que pode estar lhe estressando ou incomodando um pouco no momento (nesta fase, não se trata de um grande evento, mas uma irritação). Antes de fazer uma pausa devido a essa situação em mente, a única decisão que quero que você tome é não tentar controlar o que está acontecendo e apenas permitir que aconteça.

Feche os olhos, sente-se confortavelmente, deixe o pensamento sobre a situação apenas existir em sua mente e simplesmente mantenha-o lá. Não faça nada além de respirar, normalmente.

Basicamente, você está *indo na direção* do que quer que o esteja incomodando. Você não está tentando bloquear, parar ou afastá-lo, mas trazê-lo para a consciência do momento presente. Esta situação é um pouco como permitir que uma luz brilhe sobre o que quer que esteja acontecendo em sua vida. É uma luz suave e reconfortante que pode trazer uma sensação imediata de calma ou clareza. Mais tarde você ouvirá sobre aprender a ficar presente no aqui e agora. Isso ajudará enormemente a aquietar as artimanhas da mente.

Faça algumas anotações breves, aqui ou em um caderno especial, daquilo que você percebeu. Como você se sentiu a respeito da situação depois de fazer uma pausa?

O que estava passando pela sua mente?

O que você observou em seu corpo?

Lembre-se de que aqui não há respostas certas ou erradas; você está apenas curioso e quer conhecer mais a sua mente movendo-se na direção do que incomoda, em vez de fugir disso.

Nada disso é culpa sua

Quero enfatizar aqui que não temos escolha sobre quais informações são inseridas em nosso cérebro durante os nossos anos de desenvolvimento. No entanto, assim como sabemos que alguns tipos de personalidade podem, por exemplo, ser mais propensos a se preocupar, também sabemos que as informações que foram dadas ao nosso cérebro enquanto crescíamos têm um impacto significativo em como reagiremos a determinadas situações da vida cotidiana.

O cérebro que temos hoje é um produto da nossa constituição genética e das informações que recebemos em nossos anos de desenvolvimento. Se a vida às vezes é uma luta para você agora, como adulto, *não é culpa sua*.

A realidade é que muitos de nós vivem com roteiros extremamente autocríticos que constantemente se desenrolam em nossa mente, fazendo-nos duvidar de nosso mérito e do nosso valor. Por favor, pare por um momento e abrace este pensamento: *não é minha culpa*. Com frequência dizemos a nós mesmos que somos os culpados, o que acredito ser uma das mentiras mais dolorosas que já contamos a nós mesmos e a raiz de muita angústia.

 ## Faça uma pausa...

Agora pare por um momento para pensar sobre a ideia de que qualquer história que seu cérebro crítico esteja lhe contando, ou quaisquer artimanhas que seu cérebro esteja tramando, *não é culpa sua. Sério. Você não programou seu cérebro.*

Mais uma vez, observe quais pensamentos e sentimentos surgem e simplesmente permita que eles existam. Não há reações certas ou erradas. (Não se surpreenda se você se sentir um pouco emocionado ao reconhecer que não é culpa sua.)

Reconhecer que nenhuma das programações iniciais que você recebeu foi responsabilidade sua pode ser libertador, porque é um passo para impedir que você se sinta impotente e incapaz de fazer qualquer coisa sobre isso. Pegar este livro é um sinal encorajador de que você se recusa a permanecer impotente.

Se você teve o privilégio de crescer em uma sociedade ou em uma família que, na maior parte do tempo, foi sempre calorosa, segura, afirmativa e funcional, sem a ocorrência de eventos traumáticos importantes, então é provável que:

- As suas funções estão boas; ou
- Seu cérebro provavelmente está funcionando de uma maneira útil na maior parte do tempo

Em resumo, seu cérebro foi programado para funcionar de uma maneira útil para você. Não estou sugerindo que a vida seja perfeita e que você não terá desafios às vezes, mas a maneira como a sua mente responde aos eventos da vida pode ser mais adaptativa do que desadaptativa.

No entanto, se, como a maioria de nós, você já vivenciou algumas palavras negativas, alguns eventos adversos da vida e famílias ou configurações sociais menos do que perfeitas, é provável que seu cérebro nem sempre esteja funcionando da melhor maneira possível para você. O seu cérebro provavelmente foi programado para proteger, defender, reagir ou ver as coisas automaticamente através de lentes mais negativas. Contudo, isso não define quem você é como pessoa.

Flexibilidade não é boa somente para o corpo

Da mesma forma, é provável que a plasticidade do seu cérebro (a flexibilidade que mencionei) pode não ser tão robusta quanto você precisa que seja. Igualmente, alguns dos caminhos neurais padrão (sua placa de circuito) podem ter conexões soltas ou defeituosas que atrapalham o processamento da informação.

Se alguém fica com raiva incontrolável em certas situações, pode ser que sua mente tenha aprendido essa resposta. Dito isso, por favor, não leia nenhuma destas informações com uma sensação de desespero — a ótima notícia é que nosso cérebro pode ser reprogramado para funcionar de uma maneira mais eficaz para nós. O que foi aprendido pode ser desaprendido.

Então, o garotinho a quem chamaram de tolo, e muito gordo, ou não bom o suficiente, que testemunhou o pai bêbado batendo em sua mãe e foi agredido na escola, muito provavelmente tem um cérebro que opera a maior parte do tempo em modo de ameaça e autocrítica.

O cérebro dele foi programado para temer e desconfiar. E isso não é culpa dele. Ele experimentou eventos tristes e infelizes e seu cérebro absorveu essas experiências. A vida é desconfortável e ele provavelmente terá muitas crenças negativas sobre si mesmo, os outros e o mundo ao seu redor, até que tome providências para mudar (através do De Zero a Zen ou outros programas) e reeduque seu cérebro.

A garotinha que muitas vezes foi deixada sozinha quando criança, a quem chamaram de feia e estúpida, e que sofreu abuso, também terá um cérebro que opera principalmente no modo de ameaça e autocrítica. E isso, da mesma forma, provavelmente continuará na idade adulta até que ela tome providências. O cérebro dela foi programado para defender, proteger, reagir e recuar. Não é culpa dela. Ela passou por experiências tristes e infelizes, e seu cérebro as absorveu. A vida é desconfortável e ela, também, tem probabilidade de desenvolver muitas crenças negativas sobre si mesma, os outros e o mundo — até que decida agir para mudar.

Vergonha, aquela velha história

Durante meu trabalho com pacientes terminais, encontrei com frequência pessoas falando sobre vergonha. Nos estágios finais da vida, elas expressaram vergonha em relação a segredos, arrependimentos e o desejo de que as coisas pudessem ter sido diferentes. Eu também muitas vezes testemunhei pessoas alcançando um lugar de paz, finalmente, quando tiveram a oportunidade de falar sobre algo que lhes causou um sentimento de vergonha. O segredo era desapegar.

Nossa querida e velha amiga vergonha é constantemente negligenciada em livros de autoajuda, mas quando seu cérebro está operando em um estado constante de vergonha, você pode começar a acreditar na voz que, de dentro da sua mente, diz que você:

- É inferior
- Não é bom o suficiente
- Não tem valor
- Não é digno de amor
- É imprestável

A lista é longa. A vergonha tem muitas definições, mas, na minha experiência, ela ocorre quando alguém começa a acreditar cegamente no que ouviu ou experimentou negativamente. Assim, seu cérebro crítico envia um pensamento tal como "Você falhou de novo", e isso, com a vergonha, começa a se traduzir em uma crença de que *eu sou um fracasso*.

Vimos como nosso histórico e nossas primeiras experiências podem influenciar nosso cérebro, que por sua vez influencia padrões, gatilhos, pensamentos e emoções. Essas primeiras experiências negativas também costumam deixar um sentimento residual de vergonha, que age como um combustível que ajuda a manter esses padrões vivos.

A vergonha é como lama que gruda e se recusa a ir embora. Segundo a minha experiência, ela é o principal catalisador para a maioria das angústias humanas. Geralmente, isso não é abordado adequadamente, o que não me agrada, pois é a única coisa que continuará voltando até que a pessoa preste atenção aos seus clamores. A vergonha terá um lugar à mesa, assumidamente, em sua prática do De Zero a Zen. Será um convidado muito bem-vindo, será tratado com compaixão, aceitação e franqueza.

 Faça uma pausa...

Reserve algum tempo agora para considerar se você carrega algum sentimento de vergonha com você.

Dedique alguns minutos para identificar qualquer parte de si mesmo em torno da qual você sente vergonha. Sugiro uma ação simples, que é sentar-se por um momento com essa vergonha e recebê-la como convidada. A única ação que você tomará é simplesmente ser gentil consigo mesmo neste momento.

Descreva o que aconteceu com você agora:

Se você já se perguntou se é bom o suficiente, amável o suficiente, valioso o suficiente ou importante o suficiente, é provável que viva com algum grau de vergonha. A vergonha assume muitas formas e disfarces, mas — como a maioria das coisas — é aprendida e, felizmente, também pode ser desaprendida.

Vergonha e culpa — existe uma diferença

Eu posso dizer, com confiança, que a vergonha desempenhou um papel relevante nas batalhas da maioria dos pacientes com os quais trabalhei como terapeuta. Entretanto, é importante esclarecer que a vergonha é diferente da culpa. Se eu trato alguém com desrespeito ou cometo um erro e depois me sinto mal pela dor que causei, estou sentindo culpa. Esta pode ser uma emoção útil. No entanto, se trato alguém com desrespeito ou cometo um erro e, como resultado, acredito cegamente que sou uma pessoa má, estou sentindo vergonha. A vergonha é tóxica e precisa ser enfrentada com coragem. Ela muitas vezes clama por alguma atenção ou algum reconhecimento, contudo frequentemente é ignorada.

Nós muitas vezes lidamos com a nossa vergonha inutilmente, com o que chamo de abordagem dos "3 Ss":

- Manter-se em **Silêncio**
- Manter em **Segredo**
- **Silenciar** com gritos

Como isso se parece na vida real? Bem, no dia em que estamos dizendo a nós mesmos que não somos bons o suficiente, estamos fugindo e tentando desviar ou nos isolar. Nós nos criticamos, ou nos castigamos de alguma forma destrutiva. Talvez fiquemos presos no Facebook, Twitter ou em qualquer outra mídia social, em que as pessoas descrevem vidas maravilhosas, famílias perfeitas, momentos divertidos e amigos em abundância. No entanto, ironicamente, as pesquisas de solidão nos dizem que as pessoas nunca se sentiram tão solitárias.

Dentro do treino De Zero a Zen, sugiro uma abordagem alternativa de "3 As" para lidar com os nossos eus envergonhados:

- Dar **Atenção**
- **Anunciar**
- **Agradecer**

Em vez de silenciar o pensamento difícil, damos **atenção** a ele. Em vez de manter em segredo, nós o **anunciamos** (mesmo que apenas para nós mesmos). Em vez de calar com gritos, nós **agradecemos**. Isso, eu acredito piamente, faz toda a diferença em nossa vida. Quando começamos a abandonar os comportamentos baseados na vergonha, começamos a nos abraçar de uma maneira mais gentil, mais compreensiva e mais receptiva. Lembre-se de que cada um de nós está lutando de alguma forma, e essa imperfeição faz parte da nossa humanidade.

Há uma grande liberdade quando percebemos que a vergonha que fomos programados para sentir não precisa ser permanente. De Zero a Zen pode ensiná-lo a aquietar sua mente para permitir que novas informações e experiências sejam absorvidas, além de substituir seus velhos padrões, baseados na vergonha, por outros mais fortes e adaptáveis.

Uma nova maneira de viver está bem perto de você agora que possui alguma compreensão do funcionamento da sua mente. Portanto, começaremos a aprender as técnicas e os princípios que se tornarão uma parte do seu dia a dia. O próximo capítulo examinará as duas primeiras etapas do seu treino mental diário — parar e verificar.

PARTE DOIS

O treino de dez minutos

4

Primeiro minuto — Hora de parar

No ano passado, visitei Nova York com meu parceiro e alguns amigos na época do Natal. Em um final de tarde, caminhamos pela Ponte do Brooklyn em direção ao horizonte de Nova York. Quando começou a nevar, surgiu a vista mais linda que se possa imaginar. A maravilha do momento parecia quase implorar para que todos parassem, mas poucos o fizeram. Enquanto eu estava ali, verdadeiramente perdido no momento, de repente me senti triste ao ver as pessoas se movendo freneticamente na direção do seu próximo destino. Parar não era uma opção para eles, mas parar teria lhes oferecido, naquele momento, muita magia.

Não precisa ser um momento como este da Ponte do Brooklyn, mas praticar o De Zero a Zen e comprometer-se a parar por um curto período de tempo, todos os dias, produzirá momentos de prazer, consciência e percepção imensuráveis.

Primeiros passos

A esta altura, você já compreende algumas das razões por trás deste treino mental diário. Nós já exploramos:

- O porquê de você talvez precisar do De Zero a Zen
- Em que consiste o treino
- O que é exigido de você
- Como você pode se beneficiar dele
- Como nosso cérebro funciona
- Como nossa mente nem sempre funciona da maneira mais útil
- O impacto da vergonha

Agora, chegamos às habilidades práticas. Antes de continuarmos, quero reiterar que, embora aprender possa levar um pouco de tempo, colocar o treino em prática levará apenas dez minutos por dia.

Tenho certeza de que você já entendeu a mensagem de que não serão dez minutos de pausa para não fazer nada, ou simplesmente para respirar ou tirar uma soneca. Serão dez minutos usando técnicas altamente eficazes e clinicamente pesquisadas, a partir de vários modelos de psicologia, para desacelerar os processos do seu cérebro e reestruturar o pensamento destrutivo. Mais uma vez, enfatizo que as técnicas são apenas uma parte do treino, um meio de limpar a névoa da mente. Paralelamente, você incorporará uma nova maneira de se relacionar consigo mesmo, deixando-o muito mais calmo e no controle. Embora a técnica seja muito simples de colocar em prática uma vez que você a tenha aprendido, no começo será preciso tempo, esforço e comprometimento.

Eu elaborei esses dez minutos de uma maneira muito estruturada de propósito, pois descobri que essa é a abordagem mais útil. Essas técnicas podem levá-lo rapidamente a um lugar de quietude e clareza.

Alguns dos meus pacientes gostam de ver esses dez minutos quase como uma pequena pausa ou um "tempo de descanso" relaxante, com uma estrutura clara e uma tarefa para cada minuto. Para relembrar, o exercício tem esta aparência:

Minuto 1: Passo 1	Parar
Minuto 1: Passo 2	Observar
Minutos 2 e 3: Passo 3	Alcançar um espaço mental calmo e Zen
Minutos 4 e 5: Passo 4	Relaxar e desacelerar nesse espaço
Minutos 6 e 7: Passo 5	Encontrar novas perspectivas e maneiras de pensar
Minutos 8 e 9: Passo 6	Recarregar
Minuto 10: Passo 7	Aos poucos, retornar para o mundo real, pronto para conquistar o que quer que o dia traga

Qual é a melhor hora do dia para fazer isso?

Minha recomendação é praticar no início do dia, se possível. Isso ajuda a preparar o cérebro para funcionar de maneira mais útil pelo resto do dia. Se você conseguir criar um sentimento de ordem no cérebro nos primeiros momentos da manhã, isso influenciará o resto do seu dia de maneira positiva. Esta prática matinal também pode se tornar um lembrete de que, cada vez que você pratica, está sutilmente influenciando o funcionamento do seu cérebro.

Para alguns de vocês, realizar o exercício no começo da manhã não será possível, então adaptem o horário para o que funciona melhor com a sua rotina e seu estilo de vida. Você pode ter momentos específicos em seu cotidiano que são sempre mais desafiadores; estes podem ser os momentos certos para se envolver com o De Zero a Zen.

Para outros, a noite e o momento de dormir podem apresentar desafios. Se for esse o caso, você pode adaptar e usar o treino na hora de dormir, se considerar válido para você.

Além disso, você não está limitado a dez minutos todos os dias. Se você precisar usar o treino em alguns momentos pontuais durante o dia, para, por assim dizer, "dar uma relaxada", essa também pode ser uma escolha sensata.

Quero evitar uma abordagem excessivamente imperativa para esta questão porque tenho fé que cada um de vocês encontrará uma maneira de fazer isso funcionar. Eu incentivo você a ter consciência de que o aspecto mais importante, em tudo isso, é assumir o compromisso inicial de parar. Se o Passo 1 — simplesmente parar tudo o mais que você está fazendo e "fazer uma pausa" — não for alcançado, o resto se torna impossível.

Entretanto, gostaria de acrescentar outro aviso em relação ao cansaço. Um dos erros que as pessoas costumam cometer ao usar qualquer forma de técnica de meditação é ver o tempo como uma oportunidade para descansar ou tirar uma soneca. Na verdade, o oposto deveria ser verdadeiro. Esse momento é uma oportunidade para se tornar desperto e consciente. Se você perceber que está ficando sonolento, tome uma decisão consciente de mudar a sua postura para uma ereta, centrada e desperta para novas possibilidades. Eu penso nisso como tomar a decisão de sentar-se com as costas retas quando alguém importante entra em uma sala. Da mesma forma, neste treino, é importante dizer a si mesmo que você está falando sério ao realizar o exercício.

Passo 1 — Simplesmente parar

Este capítulo descreve para você o processo do primeiro minuto. Meu conselho é fazer cada parte lentamente, parar e completar os exercícios sempre que possível. Estas técnicas podem precisar de um pouco de prática. Durante as minhas oficinas, temos um dia inteiro para reunir e praticar todas as técnicas e todos os princípios. Ao usar este livro, dê um passo de cada vez e passe para a próxima etapa somente quando estiver pronto.

Planejando quando parar

Aqui estão algumas informações para considerar quando estiver planejando como "parar":

- Eu consigo me comprometer com este tempo sem receio de ser interrompido?
- Haverá silêncio suficiente ou eu vou conseguir deixar o espaço quieto o suficiente pelos próximos dez minutos?

Tenha em mente que você está parando a fim de permitir que o motor da sua mente esfrie. Isso é uma prioridade para prevenir que ele aqueça demais e queime. Fazer essa pausa é tomar a decisão de se valorizar e encarar seriamente o seu bem-estar mental.

Pode parecer desnecessário reservar um tempo para explorar o conceito de parar neste momento do livro. No entanto, não fazer isso seria como aconselhar alguém a intensificar os exercícios na academia sem um instrutor. Tanto o parar, quanto o planejar parar, são indispensáveis. E essa não é uma habilidade que nós, dos países ocidentais, dominamos bem.

A boa notícia é que, tomando a decisão de parar, você já andou metade do caminho. O resto virá naturalmente com a prática. Portanto, não importa quando ou onde você pare:

- Comprometa-se com o tempo
- Tenha certeza de que está em um lugar confortável (se não está, torne-o confortável)
- Encontre um momento em que você não seja interrompido
- Mantenha a mente aberta
- Saiba que os dez minutos serão de imenso valor em sua vida

Por que você deve parar, e sem desculpas

A parada, a desativação e a desconexão de qualquer outra coisa que você esteja fazendo, no primeiro momento, é essencial. Quando seu cérebro está em modo de ameaça, ele não consegue receber as informações válidas de que precisa. É por isso que uso técnicas baseadas nas evidências que expliquei, porque apenas dizer "relaxe" não acionará o interruptor que libera espaço no cérebro.

Serei franco. Para a maioria de vocês, este primeiro passo — parar — será o maior desafio. As razões para isso variam, mas aqui estão meus cinco principais palpites de por que você pode ter dificuldade para parar:

1. "Estou muito ocupado"
2. "Não há lugar tranquilo para eu ir"
3. "Meditação ou imobilidade não funcionam para mim"
4. "Não tenho certeza se esta solução vai funcionar para pessoas como eu"
5. "Tenho outras prioridades mais relevantes no meu dia"

Já as ouvi inúmeras vezes. Deixe-me responder cada uma individualmente:

1. Dez minutos por dia é possível para todos. "Ocupado" pode ser uma desculpa para evitar a mudança. *Ai!* Sei que isso é difícil de ouvir, mas palavras fofas nem sempre inspiram mudanças.
2. Há sempre algum lugar tranquilo para onde ir; mesmo que seja o banheiro e usando protetores de ouvido.
3. Não se trata apenas de meditação ou imobilidade. Este é um treino mental que aquietará a sua mente para que você possa começar a mudar a forma como vive.
4. Esta solução funciona para a maioria das pessoas. Somos todos humanos, com cérebro que comprovadamente responde positivamente a esse tipo de técnica.
5. Não pode haver prioridade maior do que cuidar da sua mente.

Espero que isso pareça plausível. Se eu não responder essas desculpas agora, você pode encontrar motivos para não fazer sua prática ou adiá-la, o que não o ajudará em nada. Para ser justo, reconheço que parar, além de ser um desafio prático, também pode ser um pouco assustador para alguns de nós, pois podemos nos preocupar com o que pode "surgir" na quietude.

Tente ter a certeza de que, independentemente do que surgir, você muito provavelmente será capaz de administrar. Além do mais, o que surgiu, seja um pensamento, uma emoção ou uma sensação física, tem um motivo e precisa ser reconhecido. (*Se, no entanto, você se sentir sobrecarregado ou surgir algo que você acha que pode precisar de ajuda especializada para administrar, por favor, procure a opinião de um profissional.*)

Como eu disse, é inteiramente uma escolha sua decidir quando, onde e como parar. O mais importante é se comprometer a fazer isso diariamente. Como escovar os dentes ou caminhar, o truque é fazer disso uma prática diária.

Passo 2 — Observar

Quando encontramos um velho amigo ou alguém de quem gostamos, muitas vezes a primeira coisa que fazemos é perguntar como a pessoa está. Às vezes, isso pode ser apenas uma maneira educada de iniciar uma conversa, mas se for alguém próximo, queremos genuinamente saber. Se a outra pessoa está feliz, aceitamos isso. Se eles estiverem tristes ou chateados, também aceitamos e, normalmente, estendemos a mão para apoiá-los de alguma forma. A outra pessoa, sem dúvida, se sentirá melhor por termos nos interessado por ela e, mais importante, por termos conseguido aceitá-la como ela está naquele momento.

No entanto, o mundo dá voltas quando se trata de nós mesmos, especialmente quando estamos lutando com "emoções negativas". Então, eu tenho uma pergunta: quando foi a última vez que você parou para verificar como você está?

Suporei que isso pode não ser uma ocorrência tão regular quanto escovar os dentes. Não é fascinante que valorizemos nossos dentes mais do que a nossa mente? Nós poderíamos ter epitáfios em nossa lápide dizendo: "Completamente desequilibrado, mas tinha dentes lindos". Boas notícias para os dentistas e, claro, eu sou totalmente favorável à boa higiene bucal. Mas não é espantoso o tempo e a atenção restritos que dedicamos ao nosso bem-estar mental?

A falta de autocuidado também é uma característica comum da depressão, sobre a qual gostaria de fazer uma breve alusão. Como você pode ver, sou apaixonado pelo bem-estar mental saudável e realmente acredito que uma mente saudável leva a uma vida mais feliz. Também acredito que rotular pessoas com diagnósticos amplos, como depressão ou ansiedade, nem sempre é útil.

O fato é que nós sofremos, em diferentes momentos da nossa vida, com mudanças de humor e níveis de ansiedade. A depressão nunca é apenas depressão; muitas vezes a preocupação, o pânico e até mesmo traços obsessivos tornam-se parte do conjunto. Uma abordagem mais saudável, acredito, é reconhecer que somos todos apenas humanos. Às vezes, lutamos; às vezes, desmoronamos, às vezes, estamos perdidos ou nos sentimos deprimidos; e, às vezes, nos preocupamos. No entanto, a vida também pode ser maravilhosa, ousada, extraordinária, cheia de alegria. Acredito que precisamos de um tempo para parar e apreciar um pouco mais os bons momentos.

No Reino Unido, especialmente, somos instruídos a manter a compostura em tempos de dificuldade e seguir em frente. Entretanto, é questionável o quanto isso é realmente útil. Posso pensar em inúmeras expressões clichês que são usadas em momentos de angústia:

- "Sorria e aguente"
- "Não adianta reclamar"
- "Seja homem"
- "Poderia ser pior"
- "Existem pessoas em situação pior do que você"

É quase como se houvesse um código de comportamento que não nos dá permissão para prestar atenção em nós mesmos ou expressar nossas dificuldades. Acho que essa questão é ainda mais pertinente para os homens em uma cultura de "meninos não choram".

Quando eu falo sobre prestar atenção em si mesmo, não quero dizer que você deve falar consigo mesmo na frente do espelho ou em público. Sejamos honestos, isso pode parecer um pouco estranho e não quero ser responsabilizado por ninguém ser preso. No entanto, estou sugerindo que o primeiro minuto do seu treino De Zero a Zen seja dedicado a observar como você está.

 Faça uma pausa...

Presumo que você parou o que quer que estivesse fazendo e está em algum lugar calmo e sem interrupções. Este primeiro passo do treino envolve apenas sentar-se com os olhos fechados, e tem dois objetivos:

- Pergunte-se como você está hoje. Quais sentimentos/emoções estão por perto?

- Independentemente de como você esteja se sentindo hoje, aceite incondicionalmente que está tudo bem

Então, como isso se encaixa em seu treino diário? Às vezes, identificar emoções pode ser uma tarefa complicada, com muitos de nós lutando arduamente contra emoções desconfortáveis, como:

- Tristeza
- Revolta
- Raiva
- Ciúmes
- Ansiedade
- Frustração e assim por diante

Geralmente nos sentimos mais confortáveis com emoções positivas:

- Felicidade
- Satisfação
- Paz
- Calma
- Entusiasmo
- Amor

Mais uma vez, a lista é quase infinita. Por enquanto, porém, o que acontece quando você presta atenção em você mesmo? Você está ciente de como está neste exato momento? Talvez agora seja um bom momento para fazer uma pausa e observar

Como você está realmente se sentindo?

E se a sensação não for boa?

As "emoções negativas", como costumam ser denominadas, podem vir acompanhadas por um comentarista muito vigoroso em nosso cérebro, dizendo-nos que esses sentimentos são merecidos, ou que são errados, ruins ou prejudiciais e devem ser reprimidos a todo custo. O comentarista pode até procurar ativamente por mais evidências para apoiar os pensamentos negativos, criando, assim, ainda mais sofrimento. O problema desses comentários é que eles intensificam essas emoções e, sem dúvida, elas retornarão se não forem atendidas. Eles são como aquele amigo muito alegre, em uma festa, que bebeu uma ou duas cervejas e não o deixará em paz até que você lhe dê atenção.

Uma maneira leve de pensar sobre essa tagarelice interna é compará-la com os dois velhos do *Muppet Show*, que se sentam na varanda com comentários prontos sobre tudo. Conheça seu comentarista, mas perceba que ele ou ela não está no comando. Você não precisa ouvi-lo ou levá-lo a sério. Seu comentarista é um padrão ou uma resposta programada do seu cérebro. Como você viu no Capítulo 3, não precisa escolher ouvir seu crítico ou juiz, agora que você entende um pouco mais da mente humana.

Em vez de denominar essas emoções como "negativas", gosto de pensar nelas simplesmente como "emoções humanas", assim como felicidade ou alegria. Elas apenas têm lições diferentes para nos ensinar. Não existe certo, errado, bom ou ruim. Elas simplesmente identificam uma necessidade nossa, em um determinado momento, e podemos usá-las como uma oportunidade de crescimento se lidarmos com elas:

1. Reconhecendo a emoção
2. Aceitando a emoção

Tudo a ganhar e nada a perder

Você deve estar se perguntando qual é o benefício desse primeiro minuto de atenção. A meu ver, é essencial para começar a acalmar a mente e ajudar a reduzir qualquer angústia interna.

Você já passou por uma situação em que se sentiu chateado com outra pessoa ou preocupado que ela estivesse zangada com você? O que acontece quando o assunto não é mencionado? Na maioria dos casos, a situação agrava-se, ou piora, e só melhora quando realmente a abordamos. Isso não é diferente de como nos relacionamos com nós mesmos. Quanto mais ignoramos nossos sentimentos desconfortáveis, piores eles ficam.

Pense por um momento em quanta energia é consumida para lutar com essas "emoções negativas" ou tentar se segurar às "emoções positivas" assim que elas chegam. No entanto, quando as aceitamos como são, independentemente do que sejam, subitamente surge uma sensação de calma. E não é preciso mais lutar. Esses sentimentos não vão prejudicá-lo e certamente não representam quem você é. Reconhecê-los, até mesmo recebê-los e aceitá-los, ajudará a desativar esse centro de ameaça hiperativo em seu cérebro.

Então, o estágio de observação é exatamente isso — verificar com você mesmo para ver o que está acontecendo neste momento. Por mais simples que pareça, voltar-se para si mesmo neste primeiro minuto pode trazer uma sensação quase imediata de alívio e calma. De repente, você não está mais sozinho, pois seu "eu sábio" apareceu. Da mesma forma, você cria instantaneamente uma sensação de espaço entre você e suas emoções. Um espaço para respirar e dar sentido ao momento. Você já está entrando nos estágios iniciais de um estado de calma do De Zero a Zen.

Se eu não lhe convenci do valor do primeiro minuto, então talvez as evidências de estudos, pesquisas e ressonâncias do cérebro convençam:

- À medida que você sai do piloto automático, a atividade caótica em seu cérebro diminui
- À medida que suas emoções são reconhecidas e tratadas, o sofrimento é reduzido
- Quando você tem a consciência de estar sendo cuidado, surge uma sensação de conforto
- Você se sente menos sozinho
- Você está praticando um ato de autocuidado, ao qual seu cérebro responderá positivamente
- Você já está mudando velhos padrões inúteis, caminhos neurais (circuitos) e plasticidade (flexibilidade) ao se engajar em um novo comportamento

Eu acho incrível que, mesmo neste primeiro minuto, algo fantástico aconteça. Um simples minuto voltado a si mesmo, e de observação, inicia um processo de calma, por meio do qual ocorrem mudanças no cérebro e um novo senso de perspectiva pode surgir.

O que acontece nos minutos que se seguem simplesmente aprimora, consolida e fortalece essa solução transformadora. Mas antes de passar para a próxima etapa deste treino de dez minutos, praticaremos o que acabamos de abordar. Então, passaremos pelos dois primeiros passos novamente:

Faça uma pausa...

Repita os passos 1 e 2

Pare o que você está fazendo agora. Abaixe o livro. Fique à vontade, feche os olhos se isso ajudar e apenas reconheça que o seu compromisso para o próximo minuto é o seguinte:

- Atentar-se em como você está hoje — como você está se sentindo? Sem fazer nenhum julgamento. Não há certo, errado, bom ou ruim. O que está acontecendo com você agora?
- Quaisquer que sejam as emoções que surgirem, simplesmente reconheça-as e aceite-as como parte de sua humanidade, como algo que pode ensinar. Sem tentar mudar, livrar-se, reprimir ou encontrar mais evidências para apoiar os sentimentos.

Faça algumas anotações sobre o que você percebeu aqui — e eu sugiro que, quando possível, você reserve um tempo para praticar esta parte da técnica. Pode ser uma vez por dia, ou algumas vezes por dia no começo. Só até você se sentir confortável com isso e "entender" de verdade.

5

Segundo e terceiro minutos — Hora para o seu espaço calmo

Às vezes, só precisamos nos afastar de tudo. Tenho certeza de que vocês já ouviram essa expressão. Esta parte do treino é exatamente sobre isso: ficar longe de tudo e trazer nossa mente para um lugar mais calmo. Realisticamente, sabemos que embarcar em um navio de cruzeiro ou pegar o próximo voo para as Bahamas pode não ser uma opção, mas existem outras maneiras de acessar rapidamente um lugar, na nossa imaginação, que imediatamente acalme a mente. Costumo usar essa técnica quando me sinto sobrecarregado com as demandas da vida, seja pessoal ou profissional. Posso trazer minha mente para o meu Espaço Zen, ou Calmo — um lago na Nova Inglaterra — e de repente estou mais à vontade e a clareza surge.

Passo 3: Alcançando o seu Espaço Calmo

Agora que você conseguiu completar os passos 1 e 2:

1. Parar
2. Observar

Seu próximo estágio é encontrar o Espaço Zen, ou Calmo, em sua mente.

Como mencionei, eu uso um método chamado *tapping*, tecnicamente chamado de estimulação bilateral, que é usado em uma terapia conhecida como Dessensibilização e Reprocessamento por Movimentos Oculares (EMDR) e é muitas vezes chamado de exercício do "lugar seguro". Espero que você não se deixe intimidar pelo termo técnico e simplesmente perceba como ele funciona de maneira eficaz. Só estamos usando o EMDR aqui como um modo de aterramento para acalmar a mente de forma rápida. Depois de praticado e dominado, você o usará por dois minutos em seu treino mental diário, depois de parar e observar.

Vou me referir a este estágio do treino como a ida para o *espaço calmo* em nossa mente. Quando esta técnica é usada com o *tapping*, ela ajuda a pessoa a se sentir ancorada e segura, mesmo que esteja lidando com emoções ou memórias difíceis.

O aspecto surpreendente dessa técnica é que ela permite que o cérebro chegue rapidamente a um local de calma e quietude em três estágios:

1. **Visualização:** criação da imagem de um espaço calmo e zen

2. **Linguagem:** identificação de um nome para o seu espaço calmo

3. *Tapping:* deixe-me explicar um pouco mais sobre isso

Para o De Zero a Zen, usaremos o *tapping* por meio de um toque rítmico simples, *lento,* alternado da esquerda para a direita, seja nas coxas ou na parte superior dos braços cruzados (como um abraço de borboleta), conforme mostrado na ilustração abaixo.

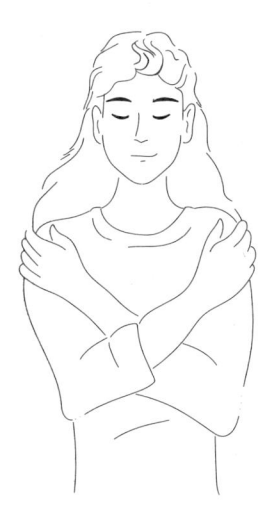

Posso imaginar que agora você está se perguntando qual é o objetivo disso. Em resumo, pesquisas evidenciam que o *tapping*:

1. Cria um efeito de relaxamento

2. Desobstrui os pensamentos

3. Permite que você crie alguma distância mental e se torne capaz de se afastar dos seus problemas

4. Diminui as preocupações

É controverso a forma como, exatamente, o *tapping* faz com que isso aconteça, sendo objeto de muitas pesquisas no mundo da neurociência. Uma escola de pensamento entende que o estímulo fisiológico criado pelo toque atua como uma distração que pode ajudar a criar respostas positivas no interior do cérebro. Tudo o que precisamos saber sobre os propósitos do De Zero a Zen é que funciona. Em essência, ao criar nosso espaço calmo usando uma imagem e uma palavra, junto com o *tapping*, enviamos uma mensagem ao cérebro para "instalar" a imagem positiva e tranquilizadora, que por sua vez induz um estado emocional mais calmo e sensações corporais mais relaxadas. Cada vez que fechar os olhos, alcançar o seu espaço calmo e usar o *tapping*, a instalação do seu lugar calmo é ativada.

Um alerta: Nessa técnica, o *tapping* não deve ser usado por pessoas com hipersensibilidade a estímulos sensoriais, como problemas neurológicos, lesão cerebral, enxaqueca, distúrbio da atividade elétrica cerebral, transtorno de estresse pós-traumático complexo (TEPT-C) ou por qualquer pessoa diagnosticada com um transtorno dissociativo de identidade. Se você tiver alguma dúvida ou precisar de orientação, fale com um terapeuta treinado em EMDR. Da mesma forma, se algum aspecto dessa técnica específica for desconfortável para você ou evocar angústia (embora, ressalto, isso seja muito raro), ela pode ser substituída por uma alternativa que seja confortável para você, como respirar profundamente. Dito isto, para a grande maioria das pessoas, essa é uma técnica segura e eficaz que traz um efeito calmante instantâneo.

Instalando o seu Espaço Calmo

Essa técnica requer prática, mas, uma vez aprendida, é uma maneira incrivelmente útil e rápida de reduzir razoavelmente a atividade da mente. A ideia é que seu lugar calmo esteja mentalmente "instalado" e que, após algumas tentativas, você possa alcançá-lo instantaneamente durante o seu treino diário. Deixe-me assegurar-lhe, mais uma vez, que esta é uma técnica simples, segura e eficaz.

Visualizando o seu Espaço Calmo

Neste momento, reserve alguns minutos para identificar em sua mente a imagem de um lugar que represente paz, calma e relaxamento. Pode ser real ou imaginário. As escolhas mais comuns são praias, montanhas, campos e lagos, mas a escolha é toda sua. O importante é que seja único para você e se torne o seu espaço, o seu lugar para escapar e buscar isolamento. Reserve um pouco de tempo para pensar sobre isso, pois será um lugar que você visitará diariamente em seu treino do De Zero a Zen. O mesmo local será usado toda vez que você praticar o treino, pois a familiaridade ajudará a aumentar a sensação de calma e tranquilidade.

Depois de identificar o seu Espaço Calmo, feche os olhos e sente-se em silêncio nesse lugar, observando o que vê e sente — as cores, os cheiros, as sensações e os sons. Deixe que isso o absorva por um momento e simplesmente aproveite a sensação de fuga e liberdade que isso pode trazer. Esse é o seu tempo, o seu espaço. Esse é um lugar de segurança, um lugar de calma, um lugar de paz.

Depois de desfrutar de alguns momentos aqui, observe onde você, em seu corpo, sente qualquer sensação ou sentimento aconchegantes. Apenas inspire essas sensações e esses sentimentos. Aprecie lentamente a sensação de bem-estar e calma que está sentindo e, em seguida, abra os olhos suavemente.

 Faça uma pausa...

Anote a sua escolha de Espaço Calmo e quaisquer sons, cheiros, sensações que o acompanham. Como você se sente, fisicamente, quando permite que sua mente vá para esse lugar?

Dê um nome ao seu Espaço Calmo

Agora que você identificou o seu Espaço Calmo e experimentou a quietude de ir até lá, convido-o a escolher uma palavra ou um nome para o seu espaço. O importante é que a palavra associada seja exclusiva para você e o ajude a visualizá-lo rapidamente em sua mente. Por exemplo, meu espaço é um lago na Nova Inglaterra chamado Sebago Lake. E a minha palavra é "serenidade". Escolha sua palavra — e sugiro que a escreva agora.

Faça uma pausa...

Escreva a palavra ou o nome escolhido para o seu espaço:

>

Feche os olhos novamente e, enquanto se visualiza sentado em seu lugar tranquilo, repita o nome ou a palavra escolhida cinco vezes em voz alta em sua mente. Permita que essa imagem e essa palavra sejam instaladas em sua mente para que, cada vez que você praticar o De Zero a Zen, sua mente acesse automaticamente esse lugar. Assim que estiver instalado, depois de praticar algumas vezes, você só precisará dizer o nome uma vez em seu treino diário e ele estará lá.

Fazendo o *tapping*

O estágio final da instalação do seu Espaço Calmo é repetir os itens acima, mas agora com a adição do *tapping*.

- Feche os olhos
- Vá para o seu Espaço Calmo
- Verbalize mentalmente a palavra ou o nome
- Agora, chegando ao seu Espaço Calmo e com a palavra em mente, comece o processo do *tapping* para finalizar a instalação desse lugar tranquilo em seu cérebro

Com a imagem do seu Espaço Calmo, a palavra em mente e nada mais, comece o *tapping*. Dê vinte toques no total — alterne da esquerda para a direita, com batidas *lentas* nas coxas ou nos braços. (Você pode usar asas de borboleta ou braços cruzados, para os braços.) Lembre-se, você não está batendo com as duas mãos ao mesmo tempo, é uma de cada vez. Pense nisso como tocar bateria, com batidas alternadas, da esquerda para a direita. E não se esqueça: faça isso bem devagar, mais ou menos na velocidade de uma palmada lenta.

Cada vez que você chegar a este estágio do seu treino, acontecerá o seguinte:

- Você completou os estágios de parar e observar
- Você chegou ao seu Espaço Calmo:

  1. Os olhos permanecem fechados
  2. Vá para o Espaço Calmo em sua mente (usando a visualização)
  3. Use a palavra ou o nome escolhido
  4. Use o *tapping* para finalizar a instalação com vinte toques

Bem-vindo ao seu Espaço Calmo. Em seguida, respirando normalmente, apenas se permita estar presente neste espaço em sua mente por dois minutos, ou o tempo que for melhor para você, algo como reservar um momento para sentar sobre a grama em um dia ensolarado. E, lembre-se, este é um lugar para o qual você pode fugir a qualquer hora do dia — ou da noite — quando sentir a necessidade de ficar de aterrado ou permitir que sua mente descanse. Os passos que você dá para chegar aqui na visualização, a nomenclatura e o toque significam que você cria instantaneamente um estado mental calmo e seme- lhante ao zen, que ajudará seu cérebro a funcionar melhor.

Durante esta fase do seu treino mental, as seguintes mudanças estarão acontecendo dentro do seu corpo. Sabemos disso por meio de pesquisas e da neurociência:

- Sua atividade cerebral ficará mais lenta
- Seu centro de ameaça (amígdala) ficará mais tempo desativado
- Seu sistema nervoso parassimpático será ativado, ajudando a liberar os hormônios do bem-estar, como dopamina e serotonina
- Começarão a emergir melhores sentimentos de calma e quietude
- Sua respiração e seus batimentos cardíacos desacelerarão

 Faça uma pausa...

Pratique juntando os três componentes para chegar ao seu Espaço Calmo. Com os olhos fechados, use a VISUALIZAÇÃO, a PALAVRA e o *TAPPING* conforme descrito acima.

Para chegar ao Espaço Calmo, lembre-se da imagem do seu lugar, use a palavra escolhida e faça vinte toques alternados. Sente-se nesse lugar de paz, desfrutando da quietude por dois minutos. O único objetivo aqui é sentar-se em silêncio e permitir tudo que aconteça. Pense nisso como um lugar para relaxar e não fazer nada, possibilitando que a mente descanse e tudo mais desacelere.

Agora, sempre que estiver pronto, tente os passos 1, 2 e 3 juntos:

Passo 1. Parar

Passo 2. Observar

Passo 3. Chegar ao seu Espaço Calmo

Faça algumas anotações sobre como você se sente depois de realizar esses passos:

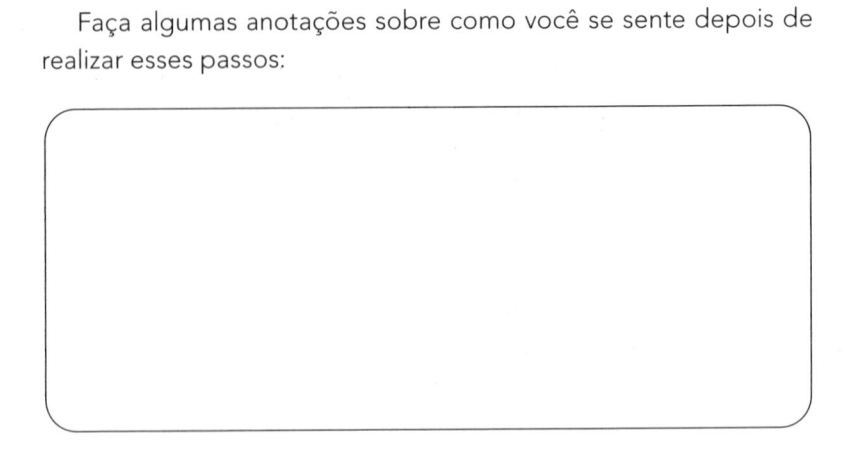

E você completou seus três primeiros minutos do De Zero a Zen. Parabéns por chegar até aqui e espero que, mesmo nesses estágios iniciais, você esteja começando a experimentar os benefícios do que apenas três minutos podem fazer por você.

No próximo capítulo, passaremos para os minutos quatro e cinco do seu treino, nos quais você usará a respiração para se aprofundar ainda mais no seu treino.

6

Quarto e quinto minutos — Hora de respirar

Samuel é um rapaz de 18 anos que veio me procurar para ajudá-lo com seus ataques de pânico. Ao tratar essas crises, é comum ensinar técnicas de respiração que ajudam a desacelerar a mente e o corpo. No entanto, no caso de Samuel, concentrar-se na respiração piorou a ansiedade, pois ele temia parar de respirar. Em resumo, para ele, até sua respiração era uma ameaça. Como acontece com a maioria dos casos de ataque de pânico que eu vejo, Samuel foi pego em um ciclo de pensamentos negativos sobre seus sintomas.

Um dia, perguntei a ele se realmente havia parado de respirar ao se concentrar em desacelerar a respiração, ou durante um ataque de pânico. Ele fez uma pausa e sorriu, respondendo: "Claro que não". Naquele momento, algo mágico aconteceu. De repente, ele foi capaz de ver as coisas de outra forma. Em vez de enxergar a sua respiração como uma ameaça, formulamos como ele poderia pensar nisso como uma fonte de poder e força. E foi isso que fez toda a diferença para ele.

Samuel, então, começou a usar a respiração para se acalmar e, simultaneamente, mudar a forma como interpretava seus outros sintomas de ataque de pânico.

Cada respiração que damos, estando concentrados e conscientes, pode ser uma usina de força e renovação, especialmente quando estamos estressados. Ao meu ponto de vista, a respiração sustenta a mente assim como os nutrientes sustentam o corpo. Neste capítulo, exploraremos o poder da respiração.

Passo 4: Trazendo a respiração para o seu treino

Agora você está familiarizado com os primeiros três minutos do seu treino De Zero a Zen, e praticou desacelerar a atividade da mente. Neste capítulo, nos concentraremos nos próximos dois minutos para auxiliar ainda mais o processo de acalmar algumas das atividades desnecessárias em sua mente.

Até aqui você:

1. Parou
2. Observou
3. Chegou ao seu Espaço Calmo

A próxima etapa é fazer uso de uma das ferramentas mais básicas e tranquilizadoras que temos à nossa disposição — *a nossa respiração.*

Voltando ao banco do motorista

A respiração é algo a que temos acesso 24 horas por dia, a cada momento em que estamos vivos neste planeta. Conectar-se e focar nossa respiração é um dos meios mais surpreendentes, simples e positivos de nos ancorarmos no momento presente.

O foco na respiração é um aspecto central da atenção plena, uma conhecida técnica de meditação influenciada pelas tradições e pelos ensinamentos budistas. A pesquisa da atenção plena, como mencionei, produziu algumas descobertas extremamente encorajadoras sobre seu impacto positivo na mente. Treinar o cérebro para manter o foco em um único aspecto do momento, como a respiração, reduz parte da atividade caótica da mente e ajuda a promover uma sensação de calma. Basicamente, a atenção é desviada da intensa atividade da mente e redirecionada para um foco diferente. Outra maneira de pensar sobre isso é que, quando nos concentramos na respiração, damos ao cérebro outra tarefa para fazer; e ele gosta de ser mantido ocupado com um propósito. Porém, a diferença é que agora você está no comando e pode navegar para um destino mais tranquilo.

Da próxima vez que vir um bebê, observe sua respiração. Eles respiram pela barriga, sem se importar com a aparência, sem tentar contê-la. Eles respiram de maneira conectada e satisfeita. É claro que, quando precisam de algo, usam ainda mais a respiração, comunicando-se por meio de gritos ou choros. Sua respiração é livre, sem as restrições da vida e de suas exigências.

Por outro lado, observe sua própria respiração ou a de alguém que você conhece. Faça isso agora, se puder.

Faça uma pausa...

Você está respirando lentamente e de uma maneira que está conectada à sua barriga ou está meramente respirando pelo peito? Uma maneira útil de discernir isso é simplesmente colocar a mão onde você sente a subida e descida da respiração. Novamente, sem julgamento, não há certo ou errado aqui, simplesmente observe.

Conectando-se com a respiração e o corpo

Na maior parte do tempo, não temos consciência de nossa respiração e estamos desconectados dela. Respiramos superficialmente pelo peito ou pela garganta, muitas vezes rápido demais, enquanto estamos fortemente envolvidos com toda a atividade em nossa mente. Isso se torna exagerado quando nossos níveis de estresse aumentam e tendemos a respirar mais rápido. No entanto, conectar-se à respiração pode ser uma das maneiras mais libertadoras de desacelerar nossa mente, relaxar nosso corpo e criar uma sensação de bem-estar imediato.

Eu não introduzi o trabalho respiratório no início dos seus dez minutos de propósito, pois acredito que a decisão de primeiro parar, observar e chegar a um espaço calmo em sua mente ajuda a utilizar o verdadeiro valor da respiração de forma mais eficaz.

Muitas vezes, como terapeuta, eu disse a pacientes angustiados: "Apenas respire", mas nem sempre teve o efeito que eu esperava. Não acho que haja nada de errado com a sugestão e, em muitas situações, ela é eficaz, mas para o De Zero a Zen quero maximizar essa oportunidade de usar a respiração. Aprendi com a experiência que reduzir o volume da mente e lançar uma âncora *antes* de se concentrar na respiração pode ser muito mais efetivo e útil.

Esses dois minutos de trabalho de respiração têm duas vertentes:

- O primeiro minuto usa apenas a respiração lenta, rítmica e atenta para se conectar ao momento presente, sem nenhum objetivo além de focar conscientemente sua respiração. Simplesmente observe a sua respiração, a inspiração e a expiração, depois a próxima inspiração e a próxima expiração.
- O segundo minuto usa a respiração para se conectar ao corpo e apenas deixá-la ser. Mais uma vez, sabemos por meio de pesquisas que um corpo fisicamente relaxado repercute na mente. Perceber o que está acontecendo no corpo físico e simplesmente respirar pode ter um impacto extremamente útil.

Na verdade, psicólogos e figuras importantes ao redor do mundo fizeram trabalhos fascinantes sobre a atenção plena e como o trabalho respiratório pode ser útil para aliviar a dor e outros sintomas. Alguns estudos relatam que os benefícios da respiração consciente para alívio da dor são tão favoráveis quanto certos métodos farmacológicos.

Respiração como fonte de poder

Sugiro que você adicione outro elemento a esses dois minutos de conexão com a respiração e o corpo. Ao observá-la, visualize sua respiração como uma fonte de poder. Esse poder pode ser usado para recarregar, reenergizar e fortalecer. Cada respiração com a qual você se conecta conscientemente pode se tornar um poderoso mecanismo de mudança, assim como foi para Samuel.

Pense nisso — realmente não há maior fonte de poder do que a respiração. Ela está no centro da nossa existência. Sem a respiração, não existimos. A forma como você decide visualizar sua respiração é uma escolha individual. Você pode decidir não enxergar nada e simplesmente observá-la, e isso também é bom.

Aqui estão algumas sugestões que podem fazer sentido para você:

- **Encher o tanque.** Usando este método, a conexão com a respiração é visualizada como se fosse abastecer o tanque de um carro ou outro veículo com combustível. A respiração está ligada a essa imagem para ativar uma sensação de energia, poder e recarga cada vez que o foco estiver conectado à respiração.
- **Conexão com uma potência superior.** Para pessoas com crenças espirituais, a conexão com a respiração pode ser visualizada como uma fonte de força espiritual. Cada respiração é um ato de renovação e força, levando à mudança.
- **Conexão com o universo.** Para alguns, conectar-se com o universo a cada respiração pode ser uma imagem visual útil que ativa uma sensação de energia, conexão e poder.
- **Conexão com a natureza.** Muitas pessoas encontram grande cura e força na natureza, seja na água, na montanha, no mar ou até mesmo em uma árvore. Se uma determinada imagem ajuda a aumentar a sensação de renovação e reenergização, você também pode usá-la. Por exemplo, usar o mar a cada respiração pode ser visualizado como um mecanismo refrescante e purificador.
- **Conexão com a ciência.** Isso é simplesmente conectar-se à respiração com o conhecimento, advindo do mundo da neurociência, de que cada respiração que observamos de maneira conectada contribui para mudar nosso cérebro de maneira positiva.

Depois de concluir as etapas 1, 2 e 3, adicione agora a etapa 4, conectando-se à sua respiração e ao seu treino.

Conectando-se à sua respiração

O foco na respiração é dividido em duas partes, cada uma levando um minuto.

Primeiro minuto

Com os olhos fechados e permanecendo em seu Espaço Zen e Calmo, primeiro apenas observe como você está respirando, notando sua inspiração e expiração durante algumas respirações.

Depois disso, respire conscientemente e de maneira rítmica por quatro segundos, lentamente, e depois expire por quatro segundos, também lentamente. Repita isso por aproximadamente um minuto. (Embora você não precise se preocupar muito com os tempos, provavelmente serão cerca de oito rodadas.) Repare se você se distrai com pensamentos ou qualquer outra coisa durante essa respiração focada e, se for o caso, simplesmente reconheça a distração e volte a se concentrar na respiração.

Como tudo no treino, isso não precisa ser perfeito. Se você se distrair com alguma coisa, perceber isso é o que mostra que você está consciente e no momento presente. Tente não ser duro consigo mesmo e, ao invés, tome a decisão de ser gentil e paciente. Aconteça o que acontecer, está tudo bem. A mágica está puramente em notar o que quer que esteja ocorrendo com você naquele momento.

Sugiro que você pratique este minuto de respiração agora. Se por algum motivo focar a respiração for um desafio, você pode decidir focar outra coisa, como um som ou uma sensação corporal. No entanto, eu encorajaria a respiração como primeira opção.

Então, como você se sentiu fazendo isso? (Escrever alguns pensamentos sobre a sua experiência pode servir como referência.)

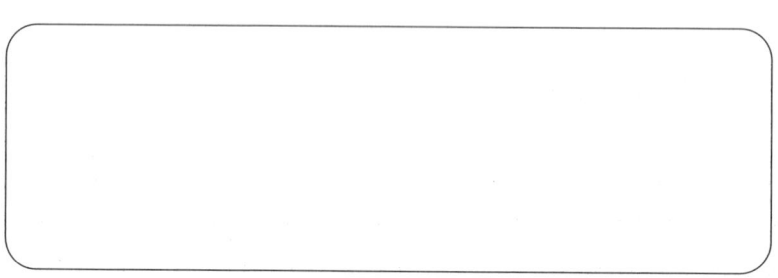

Segundo minuto

Novamente com os olhos fechados, continue focando sua respiração, mas agora permitindo que ela siga o seu fluxo natural. Durante o próximo minuto, você estará observando seu corpo enquanto respira e simplesmente percebendo o que quer que encontre nele. Sugiro que você observe seu corpo em três seções:

- A parte inferior do corpo, até os quadris
- A parte superior do corpo, até os ombros
- A cabeça e o pescoço

A única ação é perceber e observar o que está acontecendo no organismo e simplesmente respirar. Essa ação liberará automaticamente a tensão de seu corpo, portanto, permita que isso aconteça sem se esforçar muito para fazer alterações. Deixe a respiração e o poder da atenção plena fazerem o trabalho por você.

Pare por um minuto agora e faça uma tentativa, como sempre tomando nota de quaisquer sensações.

Colocando a respiração para trabalhar também

Agora sugiro que você junte os minutos um e dois de seu trabalho respiratório. Apenas para ressaltar:

No primeiro minuto: Com os olhos fechados e permanecendo em seu Espaço Calmo, simplesmente observe como você está respirando, percebendo sua inspiração e expiração por algumas respirações.

Depois disso, inspire conscientemente e de maneira rítmica, contando quatro segundos, lentamente, e depois expire contando quatro segundos, lentamente. Repita isso por aproximadamente um minuto (ou cerca de oito rodadas). Sugiro que você não se preocupe com tempo ou precisão específicos, pois encontrará seu próprio ritmo e começará a perceber as mudanças.

No segundo minuto: Novamente com os olhos fechados, continue focando sua respiração, mas permitindo que ela siga seu fluxo natural. Durante o próximo minuto, você estará observando seu corpo enquanto respira e apenas percebendo o que quer que encontre nele. Conforme sugerido, observe seu corpo em três partes.

Como foi isso para você?

Meu principal conselho ao observar a respiração e o corpo é tentar fazer cada suspiro valer a pena. Há mais poder do que você pode imaginar em cada respiração que você dá conscientemente.

Como nos capítulos anteriores, resumirei o que a pesquisa da neurociência e da psicologia nos diz sobre a respiração consciente e o trabalho corporal, para permitir que você entenda o valor desta parte do De Zero a Zen:

- No nível fisiológico, seu sistema nervoso parassimpático é ativado, levando à sensação de calma
- Há uma redução na atividade do sistema nervoso simpático (o que significa que suas respostas ao estresse são reduzidas)
- Exames de ressonância magnética mostram menos atividade no centro de ameaça, ou amígdala
- Há melhora na concentração, no foco e na criatividade
- Seu corpo físico fica mais relaxado, o que, por sua vez, tem um impacto positivo em sua mente.
- Você terá uma sensação aprimorada de bem-estar e felicidade.

No próximo capítulo, veremos como gerenciamos os pensamentos. Sugiro que você pratique as técnicas que abordamos neste capítulo e se familiarize com elas antes de prosseguir. Sempre que estiver pronto, tente juntar todas as etapas e lembre-se de que isso não é uma corrida. Sempre trabalhe em um ritmo que seja confortável para você.

7

Sexto e sétimo minutos — Hora de domar os seus pensamentos

Há uma ótima história sobre uma mulher que faz terapia porque, apesar de ter uma vida muito bem-sucedida, ela não consegue conter seus pensamentos negativos. O terapeuta pergunta por que ela acha que está presa nesse padrão de ideias e ela responde que acredita que não é boa o suficiente. O terapeuta vai um pouco mais fundo, perguntando por que ela pensa assim, e ela informa ao terapeuta que é por causa das suas raízes familiares empobrecidas. Alguns meses depois, a mulher ganha como presente de Natal uma pesquisa genealógica e, ao traçar sua árvore genealógica, descobre que ela é, na verdade e para sua alegria, descendente da realeza. Não havia nenhuma evidência concreta, durante todo aquele tempo, que sustentasse o sistema de crenças que mantinha seus pensamentos negativos. Quaisquer que sejam nossas origens no mundo real, isso não importa. O que realmente importa é o que a mulher acreditava sobre si mesma e o que nós acreditamos sobre nós mesmos.

Você não é os seus pensamentos

Muitas vezes, as histórias que contamos a nós mesmos não são baseadas em fatos reais e não representam nosso valor como pessoas. Com frequência, não contestamos as histórias negativas que escolhemos acreditar como verdadeiras.

Portanto, agora veremos maneiras de gerenciar o que para muitos de nós pode ser uma área extremamente desafiadora: nossos pensamentos.

Como você deve se lembrar do Capítulo 3, sabemos que normalmente há muita atividade aleatória acontecendo em nosso cérebro. Da mesma forma, frequentemente temos padrões habituais de pensamento que, com o tempo, se tornam nossa "norma". Várias vezes ouvi declarações interessantes, como:

- "Eu sou o meu pior inimigo"
- "Eu nasci preocupado"
- "Não acontecem coisas boas comigo"
- "Eu atraí isso para mim mesmo"
- "Eu não sou bom o suficiente"

Infelizmente, essas afirmações, se repetidas com bastante frequência, podem evoluir para crenças reais sobre nós mesmos. Elas se tornam profecias autorrealizáveis.

Certa vez, perguntei a uma jovem que estava morrendo de câncer cervical aos 31 anos, Sarah, o que ela quis dizer quando afirmou que gostaria de ter seu tempo novamente. Sua resposta teve mais impacto em mim do que ela poderia imaginar. Sarah disse: "Todos os dias, eu me esforçaria mais para abrir mão das coisas, e trataria a mim mesma com um pouco mais de bondade".

Então, eu gostaria que você parasse, tirasse um tempo e pensasse se consegue se identificar com as palavras de Sarah.

 Faça uma pausa...

Pare e reflita por alguns minutos. Pergunte-se se você está:

- Abrindo mão de coisas que não importam
- Usando seu tempo com sabedoria
- Tratando-se com gentileza

Faça algumas anotações aqui sobre as respostas que encontrou para estas perguntas (lembrando que não há respostas certas ou erradas):

Em relação às respostas que você deu, que mudanças você gostaria de fazer?

Quem está comandando o show, você ou os seus pensamentos?

Este capítulo, ao descrever os minutos seis e sete do seu treino De Zero a Zen, usará técnicas do mundo da Terapia Comportamental Cognitiva (TCC), que é um modelo de terapia que relaciona como nossos padrões de pensamento têm impacto em como nos sentimos. Nossos pensamentos, por sua vez, são mantidos pelas regras ou crenças cotidianas que desenvolvemos sobre nós mesmos, os outros e a sociedade. Essas crenças são resultado das nossas experiências no mundo, que normalmente são bastante influenciadas pelas crenças centrais que foram estabelecidas por nossa dinâmica familiar, nossa cultura, nossas religiões ou pelos eventos que aconteceram conosco. Penso que uma maneira útil de pensar na TCC é imaginar um bolo com três camadas:

- **Camada superior — nossos pensamentos.** Essas imagens, histórias e fantasias aleatórias que passam pela nossa cabeça, às vezes sem parar.
- **Camada intermediária — nossas crenças.** Basicamente são as regras que definimos para viver, que são pessoais e únicas para cada um de nós. Nossos sistemas de crença são normalmente caracterizados por uma série de premissas do tipo *deveria ser* ou *precisa ser*. Por exemplo, eu nunca deveria dizer "não". Eu preciso ser uma boa pessoa. Não devo desapontar os outros.
- **Camada inferior — nossas crenças fundamentais.** A sensação, nas profundezas do nosso ser, que pode gritar com um sentimento de desamparo ou inutilidade e questionar nossa capacidade de sermos amados, ou se somos bons o suficiente.

O aspecto surpreendente do modelo TCC é que a pesquisa demonstra que, quando mudamos a forma como nos relacionamos com nossos pensamentos, há um impacto positivo tanto em nossas crenças quanto em nossas crenças fundamentais. Em essência, o que acontece na camada superior do bolo escoa em forma de garoa nas camadas intermediária e inferior do bolo. Se os padrões de pensamento forem continuamente negativos ou críticos, isso filtrará e reforçará tanto nossa crença negativa quanto nossas crenças fundamentais. Por outro lado, se os padrões de pensamento se tornam mais adaptáveis (ou flexíveis), eles impactam nossas crenças de uma maneira mais útil. Você deve ter notado que evitei usar o termo "pensamento positivo" e que a escolha é deliberada. Não sou fã do pensamento positivo como conceito. Vou explicar o porquê.

O que há de errado com o pensamento positivo?

Prefiro usar o termo "pensamento adaptativo", porque acho que leva a mudanças mais realistas e construtivas. Não há como suavizar o fato de que às vezes a vida é difícil. Há momentos em que o "pensamento positivo" sobre um evento, ou sobre a nossa existência, simplesmente não é possível. Para alguém que passou por uma perda ou um luto terrível, pensar "positivamente" sobre isso pode parecer grosseiro ou insensível. "Olhar pelo lado positivo" não resolverá. Na época em que trabalhei com pacientes terminais, ouvi com frequência pessoas, inclusive profissionais, tentando usar clichês positivos em situações que não teriam um final feliz. Incentivar o pensamento positivo irrealista era muitas vezes inútil, deixando o paciente com a sensação de que havia falhado por nao "vencer o câncer" ou por não "olhar para o lado bom" o suficiente, enquanto encorajar o pensamento adaptativo geralmente funcionava melhor. Ajudar os pacientes a pensar em viver de maneira que os tornasse mais felizes dentro dos limites do que era possível era muito mais benéfico.

Eu entendo que, em circunstâncias desesperadoras, encontrar esperança é importante, mas muitas vezes essa esperança é encontrada aprendendo sobre a flexibilidade para se adaptar e viver plenamente com a realidade, em vez de entrar em pensamentos mágicos sobre o que poderia ter sido.

Em um contexto cotidiano, dizer a alguém para pensar positivamente e acreditar que é a pessoa mais bonita, bem-sucedida e incrível do planeta também pode não funcionar; focar os verdadeiros pontos fortes e as possibilidades que essa pessoa tem pode ser uma abordagem muito mais útil. Costumamos ver isso com crianças que ouvem, desde cedo, que serão o próximo David Beckham ou a próxima Naomi Campbell. Algumas das pesquisas feitas com crianças sobre ambição futura destacam que a maioria quer ser famosa quando crescer. No entanto, as estatísticas nos dizem que apenas uma pequena porcentagem conseguirá isso. Essencialmente, o que estou destacando é a importância de manter as coisas em perspectiva quando se trata de reestruturar a forma como pensamos.

Voltaremos, então, aos minutos seis e sete do seu treino De Zero a Zen. Esses próximos dois minutos serão dedicados a identificar padrões de pensamento imprestáveis e saber o que você pode abdicar. Para que isso aconteça, você precisa observar as evidências desses padrões de pensamento e examinar como pode se relacionar de maneira diferente com eles.

Para ilustrar isso, compartilharei o exemplo de Jimmy, que lutou para controlar o estresse no trabalho. Jimmy cresceu com um pai muito crítico e havia muita gritaria e discussão em casa. Seu pai ameaçava Jimmy regularmente e dizia que ele era inútil e, como resultado, Jimmy tinha um desempenho insatisfatório na escola. Mais tarde, como adulto, faltou-lhe confiança e ele teve a sensação de que era "inferior" aos outros. Ele veio até mim apresentando três desafios principais em relação aos seus pensamentos:

- **Catastrofizar e pensar o pior.** Cada vez que Jimmy não cumpria uma meta de trabalho ou um prazo, ele imediatamente dizia a si mesmo que seria demitido, embora fosse comum que os funcionários de sua empresa não atingissem todas as metas exigidas e ele nunca tivesse sido demitido por isso em seus dez anos de empresa.
- **Autocrítica.** Ele era extremamente autocrítico do seu trabalho e da sua capacidade de administrá-lo.
- **Ler os pensamentos.** Jimmy costumava interpretar mal seu gerente, presumindo que estava sempre sendo criticado negativamente por ele.

As experiências de vida de Jimmy resultaram no desenvolvimento de padrões de pensamento negativos e de crenças sobre si mesmo. Ele supôs que qualquer pessoa com autoridade provavelmente se comportaria como seu pai. Na verdade, havia mais evidências factuais, que ele nunca havia explorado ou considerado, que revelavam:

- Ele estava entre os 5% melhores, em termos de desempenho, em sua empresa
- Seu chefe nunca o criticou
- Ele era muito capaz e administrava bem o seu trabalho

O estresse de Jimmy era mantido por pensamentos e interpretações sobre o que estava acontecendo, que obviamente eram fortemente influenciados pelo seu passado. Ao reconhecer seus padrões de pensamento e compreendê-los com mais profundidade, ele conseguiu começar a abrir mão e ver os pensamentos pelo que eram — apenas pensamentos, não fatos.

Frequentemente, não são os eventos em nossa vida que criam os maiores desafios para nós, mas a nossa interpretação desses eventos. Descobrir os padrões que podem estar ativos em nossa mente, e aprender a habilidade essencial de observá-los e abrir mão deles, traz grande liberdade. Nesses dois minutos do seu treino diário, você deliberadamente trará à mente seus padrões de pensamento inúteis, sem julgamento, e então aprenderá a arte de observá-los e deixá-los à deriva. Para fazer isso, é essencial ser capaz de identificar quais são seus padrões e pode ser um choque, no começo, perceber o quão proeminentes e persistentes alguns deles podem ser. Acredite em mim, fiquei em estado de choque quando percebi alguns dos meus próprios padrões.

Pensamentos caixinha de surpresas

A identificação de padrões de pensamento imprestáveis deveria ser um exercício interessante de concluir. Embora eu saiba que o conteúdo pode parecer negativo ou mesmo irritante, minha sugestão é que você o aborde com senso de humor e curiosidade. Será como descobrir uma parte sua que você nunca soube que existia, porque os padrões de pensamento negativo são muito automatizados, quase como peixes que pulam fora d'água. Supondo que você esteja vivo e respirando (ao contrário do pobre peixe), sem dúvida você se identificará com alguns dos padrões de pensamento da página 102. Ainda não encontrei ninguém que não se identificasse.

É sempre divertido quando eu finalizo este exercício durante uma oficina De Zero a Zen. Quando peço que qualquer pessoa que se identifique com os padrões levante a mão, as pessoas olham em volta timidamente, como se estivessem prestes a ser presas por cometer um crime. Há uma expressão na maioria dos rostos que diz: "Há mais alguém como eu nesta sala?" De fato, há — todos na sala! No final do dia, quase todo mundo levanta a mão quando faço a mesma pergunta.

O problema com esses padrões de pensamento inúteis é que eles são tão familiares e prontamente disponíveis que podem parecer muito normais. Pensamentos negativos e críticos surgem como uma caixinha de surpresas, muitas vezes sem aviso prévio. Sério, eles deveriam vir com uma advertência de saúde do governo. Frequentemente, eles vêm com tanto poder e credibilidade que inicialmente os ouvimos e depois trabalhamos duro para nos livrar deles, o que os faz voltar com força renovada. É assim que a mente funciona. Se você tentar empurrar algo para longe, os processos do cérebro continuarão voltando até que recebam a atenção de que precisam. No entanto, a solução para este problema é simples. Pare de fugir dos seus pensamentos. Eles não vão prejudicá-lo e não o definem.

O que as suas vozes críticas estão dizendo?

Certa vez, uma participante de uma oficina De Zero a Zen, que eu ofereci, estava tendo dificuldade para entrar em contato com seu eu compassivo durante o treino.

Perguntei a ela como soava a sua voz compassiva quando ela estava se esforçando, e ela respondeu: "Está gritando comigo: 'Vamos logo, sua vaca idiota!'" O grupo riu quando ela acrescentou: "E você deveria ouvir a minha voz crítica quando é a vez dela de falar!"

Acho que nós podemos adivinhar como a voz crítica dela soava e, sem dúvida, todo leitor terá seu próprio crítico único esperando nos bastidores para atacar a qualquer oportunidade.

Não escolha os prêmios de consolação

Ao pensar na voz crítica, gosto de usar uma analogia. Muitos de vocês se lembram do *The Generation Game*[1], um *game show* da TV britânica em que os prêmios eram colocados em uma esteira rolante e o competidor tinha que se lembrar deles para ganhá-los. Sempre havia uma chaleira, um bicho de pelúcia e um conjunto de malas. Penso que nossa mente pode ser um pouco como aquela esteira rolante, com alguns velhos favoritos sempre aparecendo — autocrítica, autojulgamento e autodepreciação.

Mas, ao contrário dos prêmios no *game show*, os prêmios na esteira da mente são prêmios de consolação. Somos todos culpados pelo tratamento duro a nós mesmo, e dentro de seus dez minutos diários você estará trabalhando para se afastar disso e mostrar-se confiança e convicção, sabendo que merece mais. Uma mente mais calma por si só não é suficiente, porque ela nunca estará sempre sossegada e a vida nunca será sempre tranquila. Como nos respondemos quando as tempestades da mente ou da vida se aproximam é uma abordagem mais pertinente.

Em seus dez minutos, você enfrentará corajosamente seus padrões de pensamento, prestando atenção especial àque-

---

1 "O Jogo das Gerações" [em tradução livre] foi um *game show* britânico no qual quatro times de duas pessoas da mesma família, mas de gerações diferentes, competiam para ganhar prêmios. [N. de T.]

les que criam os maiores desafios. Isso varia de dia para dia, mas a chave é ser capaz de identificar o que está acontecendo com você, de modo que com o tempo você possa dizer quase brincando: "Ah, aqui está meu juiz crítico de novo". Os padrões de pensamento se tornam velhos amigos que podemos levar menos a sério quando eles começam a brincar. Novamente, eles não são seus inimigos. Eles simplesmente precisam que você os reconheça. Seu objetivo é desenvolver a habilidade de reconhecê-los e deixá-los ir. Isso é fundamental. Em resumo, trata-se de se relacionar com seus pensamentos conscientemente.

Os suspeitos de sempre

Citarei agora os seis principais ofensores de padrões de pensamento que, na minha experiência, criam mais dificuldades para as pessoas. Você pode ter outros, então não tenha medo de adicioná-los à lista. Dei nomes a esses padrões de pensamento como se fossem personagens porque é isso que eles são. Assim como os personagens de uma peça, eles às vezes sobem ao palco.

Então, aqui estão alguns dos personagens principais da mente inútil:

O Juiz Crítico

O pensamento crítico e preconceituoso é exaustivo porque a autoculpa é implacável. O tom desse padrão de pensamento é duro, apresentando a você evidências de que é tudo culpa sua, você deveria saber melhor, como pôde deixar isso acontecer? Normalmente, não é um juiz justo; na verdade, muito pelo contrário, tem visões muito tendenciosas, todas apontando para um único culpado: você. Os padrões de pensamento típicos podem ser:

- Você nunca acerta
- Como você pôde fazer isso?
- Eu disse que isso aconteceria — isso é típico de você
- Você nunca aprende
- Você é inútil, patético e fraco

O General

O pensamento regrado está na ordem do dia com os padrões de pensamento do General, que apresenta o *deve* e o *precisa* como prioridades. Existem muitas regras sobre como você deve se comportar e o que deve fazer para provar que é digno, simpático e amável. A lista não tem fim. Há pouco espaço para pensamento flexível aqui. O tom é áspero, sem empatia e exigente — você deve estar atento às suas demandas. Os padrões de pensamento típicos podem ser:

- Você deve agradar as pessoas ou elas o rejeitarão
- Você deve ser uma boa pessoa
- Você deve pensar nos outros primeiro
- Você precisa ser bem-sucedido e não pode falhar
- Você não deve esperar demais

O Dramaturgo

O pensamento enérgico, dramático e catastrófico entra em ação quando o Dramaturgo aparece. Poucas evidências são analisadas e o pensamento racional fica em segundo plano. Tudo é um desastre, está tudo dando errado. É melhor alguém enxugar sua testa rapidamente, pois você tem medo de desmaiar sob toda a tensão. Os padrões de pensamento típicos podem ser:

- Você não vai suportar
- Isso tudo é demais
- Vai ser um desastre completo
- Tudo vai dar errado
- Está tudo arruinado agora

O Vidente

As conclusões são alcançadas rapidamente quando esse padrão de pensamento surge, e 1 mais 1 de repente é igual a 23. A expressão estranha no rosto do seu gerente, durante a reunião, indica que ele acha que você é péssimo em seu trabalho. O "olhar" da namorada ou do namorado, do marido ou da esposa é o suficiente para que você saiba que eles estão prestes a terminar o relacionamento. Os padrões de pensamento típicos podem ser:

- Qual foi o significado daquele olhar?
- Eles acham que sou inútil
- Eu sei que tudo está dando errado
- Essa pessoa estar me ignorando deve significar alguma coisa
- Qual é o objetivo?

O Lixeiro

Qualquer coisa construtiva, boa ou útil é descartada imediatamente quando esse padrão de pensamento chega. Nada de bom acontece para você. Por que você deve esperar que coisas boas aconteçam? Você não merece nada de bom em sua vida. Essa voz irá aconselhá-lo a se concentrar em todas as coisas negativas e descartar qualquer outra possibilidade. Os padrões de pensamento típicos podem ser:

- Não perca seu tempo
- Nunca vai dar certo
- Sim, eu sei, mas...
- Eu não mereço isso
- Coisas boas nunca acontecem comigo

O Exterminador

Impiedoso é a única descrição para esse padrão de pensamento quando ele estreia em sua mente. Há pouco a ser feito aqui, pois as conclusões já foram alcançadas, dizendo que você é estúpido, inútil, sem valor, sujo, mau, feio. Seu tom é áspero e cruel e deixa você se sentindo invalidado e destruído. Os padrões de pensamento típicos podem ser:

- Sou nojento
- Não valho nada
- Sou estúpido e um perdedor
- Quem iria me querer?
- Eu sou um fracasso.

Alguma dessas indagações lhe parece familiar?

Agora, deixe-me fazer uma pergunta simples:

Releia alguns desses modelos de pensamento inúteis e pergunte-se: você falaria com alguém de quem gosta dessa maneira? Você lhes diria que eles não suportarão, que são inúteis, feios, fracassados e não merecem que nada de bom lhes aconteça?

Sua resposta provavelmente será "não", então deixe-me fazer uma segunda pergunta:

Se você não falaria com alguém de quem gosta dessa maneira, por que acreditaria em pensamentos que dizem isso sobre você? Por que se deixaria levar por eles?

Às vezes, as histórias que nossa mente nos conta podem ser cruéis e desagradáveis. Ao aprender a se afastar delas, você inicia o processo de se relacionar consigo mesmo e com seus pensamentos de uma maneira mais gentil e compreensiva. Lembre-se de que os padrões de pensamento são habituais e geralmente há pouca evidência para sustentar qualquer um deles como verdadeiro. Você não é seus pensamentos. A maneira como você se relaciona com eles realmente mudará a maneira como você vive.

Dentro do *De Zero a Zen*, recepcionamos os pensamentos como convidados e dedicamos tempo a eles. Os pensamentos, em vez de se tornarem inimigos, tornam-se algo sobre o qual somos curiosos e amigáveis. Eles não estão mais escondidos, não são mais empurrados para baixo, nem combatidos. Eles se tornam parte da nossa experiência, coisas que sabemos que vem e vão como as nuvens no céu. Com o tempo, você saberá que não importa o que esteja acontecendo em sua mente, por trás das nuvens sempre há um céu azul.

Faça uma pausa...

Acompanhando os seus pensamentos

Primeiro, faça uma lista de qualquer um dos padrões de pensamento acima com os quais você possa se identificar e anote os pensamentos que você está tendo à medida que eles surgirem. Se você tiver outros padrões de pensamento que eu não incluí e aos quais gostaria de adicionar um nome de personagem, por favor, faça isso.

Em segundo lugar, quaisquer que sejam seus padrões-chave, dedique algum tempo agora para examinar quais evidências você tem para apoiar esses pensamentos como verdadeiros. Por exemplo, você tem um forte padrão de pensamento de Crítico dizendo que tudo é culpa sua? Onde exatamente está a evidência disso? Existe a possibilidade de que isso não seja verdade e seja, de fato, falso? Como se pareceria um pensamento alternativo?

Liste cada padrão de pensamento que você identificou e, em seguida, liste a "evidência" que mostra se esses pensamentos são verdadeiros ou falsos.

Deixe-me dar um exemplo:

O Crítico pensou: "Tudo de ruim que acontece na minha vida é minha culpa".

Evidência de que isso é verdadeiro: "Não consigo encontrar nenhuma evidência real de que isso tenha sido minha culpa. Algumas coisas infelizes aconteceram, mas eu não as causei."

Evidência de que isso é falso: "Eu não escolhi nenhuma dessas coisas ruins que aconteceram. E, de fato, sempre faço o possível para impedi-las."

Pensamento alternativo: "Algumas coisas ruins aconteceram em minha vida que não são minha responsabilidade."

Passo 5: Observando os seus pensamentos durante o treino De Zero a Zen

Até agora, neste capítulo, nós o ajudamos a criar algum espaço entre você e seus pensamentos, a fim de auxiliar na identificação de quaisquer padrões problemáticos aos quais você esteja preso. É essencial identificar esses padrões antes de embarcar na próxima parte do seu De Zero a Zen diário.

Em seu treino cotidiano, sugiro que você finalize os minutos seis e sete com os olhos fechados e estruturados, conforme trago aqui, em dois estágios de aproximadamente um minuto cada:

O primeiro minuto

1. Traga deliberadamente à mente seus padrões de pensamento desafiadores e os acolha, quase como convidados. Como você já explorou as evidências para descartar muitos desses padrões, saberá instintivamente do que se livrar. Sei que fazer isso parece uma sugestão estranha, mas, ao trazer padrões de pensamento inúteis para a consciência do momento presente, você reduzirá parte do poder deles. Se os seus padrões de pensamento começarem a reproduzir os velhos temas familiares, então você pode tomar a decisão de simplesmente observar e deixar ir, de quase vê-los desaparecer. Com a ajuda do seu treino diário De Zero a Zen, você cria um novo relacionamento com seus pensamentos, que se tornarão menos assustadores e intimidadores. Da mesma forma, você também estará criando novos caminhos neurais em relação aos seus padrões de pensamento negativo. Em essência, você está passando de padrões desadaptativos para padrões mais adaptativos, enfrentando corajosamente o agressor que pode ser a sua mente.

O segundo minuto

2. Apenas sente-se com os seus pensamentos e observe-os como se estivesse assistindo a um filme ou observando as nuvens no céu. Indo e vindo. Não se envolva com eles, não pense sobre eles ou tente mudá-los. Simplesmente observe. A explicação para isso é simples. Observar uma mente ocupada é como observar uma criança travessa. Quando

uma criança percebe que está sendo observada, é menos provável que ela aja — e nossa mente responde de maneira semelhante. A atividade começa automaticamente a desacelerar e saímos do piloto automático para uma consciência mais presente do momento, que, por fim, traz uma sensação de quietude.

Pratique essa atividade sobre os pensamentos algumas vezes, se achar útil. Primeiro, traga seus padrões de pensamento negativo para a consciência. Em segundo lugar, observe seus pensamentos em geral.

Agora, eu incentivo você a praticar seus primeiros sete minutos do De Zero a Zen e, novamente, fazê-lo devagar e em um ritmo que funcione para você.

Aqui está um resumo das etapas que contemplamos até agora:

Minuto 1: Passo 1.	Parar
Minuto 1: Passo 2.	Observar
Minutos 2 e 3: Passo 3.	Alcançar o seu Espaço Calmo
Minutos 4 e 5: Passo 4.	Respirar conscientemente
Minutos 6 e 7: Passo 5.	Administrar seus pensamentos

No próximo capítulo, passaremos para os minutos oito e nove e nos tornaremos mais conscientes.

8

Oitavo e nono minutos — Hora da atenção plena

No ano passado, fui convidado para apresentar uma oficina De Zero a Zen para um grupo de advogados. A maioria estava muito interessada em estar lá, exceto um deles, Tommy. Ele começou o dia dizendo, com bastante veemência, que achava que a atenção plena era uma "grande besteira". Como você pode perceber, Tommy não estava medindo suas palavras. Respeitando o seu ponto de vista, mas também curioso com a ferocidade das suas opiniões, perguntei-lhe calmamente o que o ajudava a recarregar as baterias da melhor forma.

Ele respondeu na mesma hora que, para ele, férias na praia em destinos tranquilos funcionavam perfeitamente. Quando perguntei a razão, sua resposta me fez sorrir: "Porque, quando estou na praia, deixo tudo de lado e apenas aproveito o momento. É puro paraíso".

Agradeci a ele por começar o dia com uma descrição tão clara da atenção plena.

Tommy pareceu perplexo, mas, no final do dia, entendeu o que eu quis dizer. Ele ficou bastante satisfeito por, sem saber, ter praticado a atenção plena à sua maneira, o tempo todo. Tommy nunca considerou esses momentos como "conscientes", mas quando descreveu como curtia o sol nas costas, sentindo a brisa no rosto, ouvindo as ondas e saboreando uma cerveja do jeitinho certo, porque não havia distrações, ele estava descrevendo como vivia conscientemente nesses momentos.

Isso também pode ser verdade para você, mesmo quando toma sua xícara de chá. Qualquer coisa pode ser praticada conscientemente e, sim, também é uma forma de meditação! Não se trata apenas de cantar de pernas cruzadas e com o incenso queimando.

Eu sei que esses momentos que Tommy descreveu nas férias não representam verdadeiramente a vida cotidiana, quando pode estar frio lá fora e os prazos de trabalho e as pressões familiares pairam à sua volta. No entanto, acredito que esses momentos de apenas ser e aproveitar o presente são possíveis a qualquer momento do dia. Os benefícios descritos por Tommy estão disponíveis 24 horas por dia se decidirmos nos permitir estar totalmente no momento presente.

Alguns de vocês podem estar se perguntando qual é o benefício desta etapa. Explicarei, porque, como disse, acredito que essas técnicas funcionam melhor se você tiver uma compreensão sólida do porquê elas serão úteis. Para ajudar com isso, compartilharei um pouco da minha experiência com a atenção plena.

O que é a Atenção Plena?

Primeiro, porém, gostaria de explicar minha compreensão do que é a atenção plena.

Como você deve saber, as raízes da atenção plena surgem das tradições budistas e continuam sendo um aspecto central de seus ensinamentos. Nos últimos vinte anos, particularmente, o interesse pela prática tem crescido no mundo ocidental. Neurocientistas e psicólogos continuam produzindo resultados fascinantes sobre os benefícios da atenção plena, como já comentei algumas vezes.

Pessoas como Tommy frequentemente expressam uma preocupação inicial quando eu ensino a atenção plena ou o De Zero a Zen. Já me disseram que temem que eu chegue de roupão e que o dia seja repleto de sinos, cânticos, respiração ritmada e outras "coisas estranhas". Não é assim. Dentro de grupos seculares, tal prática é totalmente compreensível, e deve ser respeitada. No entanto, na vida cotidiana e dentro do seu De Zero a Zen, a abordagem é um meio realista e acessível de usar essas técnicas transformadoras.

Este livro não se concentra em nenhuma tradição religiosa em particular, mas quero homenagear a comunidade budista e honrar seu trabalho incansável na introdução e promoção da atenção plena em todo o mundo. A maior parte da angústia que experimentamos diariamente é resultado do que se passa em nossa mente, como você já aprendeu no Capítulo 3: nossos pensamentos, nossas interpretações de eventos, nossa ruminação sobre o passado e nossa obsessão sobre o que o futuro trará. A atenção plena estimula a consciência do momento presente; o que quer que esteja fazendo, onde quer que esteja, *sem julgamen-*

to. Isso permite que você *deixe o passado para trás e não se preocupe com o futuro*. Dentro do seu treino diário, é necessário permitir tais momentos, por isso que há um espaço para esses minutos.

A minha Jornada para a Atenção Plena

Ao longo da minha carreira, participei de dezenas de eventos de atenção plena com graus variados de utilidade. À medida que a sua popularidade cresce e se torna "mais sexy", a atenção plena pode, às vezes, ser apresentada de uma forma muito complicada ou, ouso dizer, até um pouco hipócrita. Eu treinei para ensinar a atenção plena em Oxford e me senti muito privilegiado por ter aprendido com pessoas que viveram e incorporaram os princípios da vida consciente. No entanto, meu primeiro contato com o mundo da atenção plena foi uma experiência bastante estranha para alguém que tende a não ter opiniões supersticiosas.

Certa tarde, eu estava em uma livraria em Londres, olhando a seção de psicologia, quando um livro literalmente caiu da estante. O livro se chamava *O Poder do Agora*. Peguei o livro, achei o título interessante e devolvi à prateleira. Uma semana depois, um amigo meu, um padre católico, estava viajando da Irlanda para a África do Sul e pediu para me encontrar em Heathrow para um café. Quando estávamos nos despedindo, ele pegou um livro, dizendo: "Ah, sim, comprei isso para você, acho que você vai gostar muito". Sim, era exatamente o mesmo livro, *O Poder do Agora*.

Claro que tive que ler o livro. Fui compelido a acreditar que alguém, alguma coisa, em algum lugar, estava tentando me dizer algo. Isso provou ser verdade. No final do livro, senti uma verdadeira sensação de libertação. Eu nunca havia percebido que tinha o poder de simplesmente observar um pouco do que se passa em minha mente. Minha vida mudou genuinamente naquele dia, minha curiosidade por viver conscientemente continuou a crescer e, como resultado, vivo uma vida mais feliz. Além disso, alguns dos momentos mais desafiadores da minha vida foram administrados com mais facilidade como resultado da leitura desse livro e da vivência dos princípios da atenção plena. Aprendi que poderia criar um espaço entre a minha mente e eu. Também descobri que todas as coisas passam; tudo passa. A paz e o contentamento verdadeiros são encontrados aqui e agora. Isso eu sei que é verdade.

Passo 6: A prática

Os princípios da atenção plena permeiam todas as técnicas que usei no De Zero a Zen, formando camadas com as outras terapias psicológicas especializadas que eu uso. Os minutos oito e nove do seu treino são exclusivamente dedicados a chegar e permanecer no momento presente, usando a arte da atenção plena para ganhar força para o dia seguinte.

Até agora você aprendeu a:

Passo 1. Parar

Passo 2. Observar

Passo 3. Alcançar o seu Espaço Calmo

Passo 4. Respirar conscientemente

Passo 5. Gerenciar os seus pensamentos

Estes próximos minutos, com um pouco da hiperatividade da mente agora acomodada, são simplesmente para sentar-se em silêncio e observar.

Então, permaneça na mesma posição em que você começou, com os olhos fechados. Agora que você completou seu trabalho com os pensamentos, é hora de passar para a quietude consciente.

Durante esses dois minutos, você tem várias opções no que diz respeito ao objeto do seu foco, ou você pode decidir somente estar presente para onde quer que sua atenção vá. Meu conselho seria ficar com um ponto de foco único para começar. Por exemplo, durante esses minutos você pode decidir se concentrar em sua respiração ou em seu corpo, novamente, ou tentar uma nova área:

- **Respiração** — observe a sua inspiração e expiração. Não tente mudar sua respiração. Simplesmente observe, onde quer que você a perceba mais em seu corpo, por exemplo, suas narinas, seu peito, seu estômago. Nesse ato de atenção plena, sua mente pode divagar ou você pode se distrair, mas cada vez que isso acontecer, apenas volte a se concentrar na respiração, sem críticas ou julgamentos. Acredito que ajuda pensar nisso como a forma que nos expressamos ao treinar um filhote. Não tem problema desviar do caminho: "Venha, garoto, volte". *Até mesmo o ato de perceber sua mente vagando é um retorno à atenção plena.* A consciência focada está mudando seu cérebro.

- **Corpo** — observe de forma geral o que você percebe em seu corpo. Sem dúvida, sua atenção será direcionada para certas áreas. A premissa é idêntica; você não pretende mudar nada, mas simplesmente observar o que está acontecendo em seu corpo — sensações, desconforto, dor, áreas relaxadas ou tensas. Se você notar algum incômodo, pode simplesmente observar, respirar passando por essa área e depois deixar ir. Nosso corpo físico geralmente espelha o que não é expresso emocionalmente.

- **Som** — observe os sons que você ouve. Permita que eles venham e desapareçam, mas não crie histórias em torno deles; só perceba os sons ao seu redor, o tom, o volume, a qualidade ou qualquer coisa que chame particularmente a sua atenção. Mais uma vez, se distraído por pensamentos ou qualquer outra coisa, simplesmente volte a se concentrar no som, sem julgamento ou crítica. É a percepção que faz parte da consciência plena.

- **Emoções** — se você perceber um estado emocional particular, como raiva, tristeza, calma, frustração e assim por diante, você pode permitir que sua consciência se mova em direção ao estado emocional. Apenas fique presente com a emoção e respire normalmente; sem pretender pensar através da emoção ou mudar o sentimento. Semelhante às outras áreas de foco, é uma simples atenção focada no sentimento.

Em última análise, a escolha de foco é sua e pode variar dependendo das circunstâncias. Se você está praticando no jardim durante o verão, pode decidir se concentrar nos cheiros. O importante, neste minuto, é tomar a decisão de focar uma área e permanecer com esse foco. Em essência, você está retreinando o cérebro para se concentrar, ajudando a restaurar algum equilíbrio quando há simplesmente muita atividade acontecendo.

Se você perceber que sua mente está vagando para pensar em outras coisas ou para planejar o dia durante esta ou outras etapas do treino, isso é totalmente normal. Cada vez que isso acontecer, simplesmente retorne sua atenção ao seu ponto de foco. Essa é a prática da atenção plena, e o que acabará por fazer toda a diferença em sua vida. É a consciência e a observação que informam que você está presente.

O poder neste momento

Esta parte da sua prática permite que surja uma quietude. E dentro da quietude tudo é possível. O que quer que esteja acontecendo em sua vida é colocado de volta em perspectiva, porque a única coisa que você tem é o agora. Gosto de vê-la de várias maneiras:

- Vejo como um momento em que a luz surge repentinamente
- Vejo como um momento em que o barulho para
- Vejo como um momento em que as nuvens se dissipam
- Vejo como um momento de se conectar a infinitas possibilidades
- Vejo como um momento em que é possível conectar-se com a verdadeira essência da humanidade
- É o momento da verdade, dentro do qual cessam as histórias fictícias que contamos a nós mesmos
- É o momento de estar plenamente vivo e que irá prepará-lo para o resto do dia
- Nesse momento, você também consolidará o trabalho feito nos primeiros sete minutos de prática

Por que isso será útil?

A resposta é simples: funciona, e tudo muda. Posso afirmar com confiança que todas as pessoas com quem trabalhei terapeuticamente têm duas coisas em comum: ficam presas ao passado ou presas por medo do futuro, e dificultam suas vidas com autocrítica ou julgamentos.

A atenção plena segue outro caminho, defendendo dois princípios-chave: abandonar o passado e o futuro e permanecer no momento presente; em essência, permitir que as coisas sejam como são. E não mais se culpar, mas praticar mais a gentileza e a aceitação de si mesmo.

Na prática da atenção plena

- Não existe passado — ele já acabou
- Existe o futuro — ainda por vir
- A única coisa para se concentrar é o agora
- Mesmo se nos distrairmos, podemos voltar ao momento presente
- Nada é julgado
- A autocompaixão é essencial
- O cérebro tem tempo e espaço para descansar, recuperar-se e recarregar
- O ponto único de foco durante a atenção plena retreina o cérebro para se tornar menos ocupado; basicamente, um novo foco é inserido — estar presente

Pense na descrição de Tommy, na página 123. Quando ele está na praia, ele está presente com as suas experiências e está vivendo um momento de atenção plena. Ele tem seu momento de "paraíso".

Experimentando a vida no momento

A atenção plena é a opção mais simples e poderosa disponível para nós como humanos. Podemos escolher estar atentos a qualquer momento — comendo, andando, correndo, brincando com as crianças — simplesmente tomando a decisão de estarmos totalmente presentes e nos tornarmos conscientes da área de foco naquele momento. Se a mente nos distrai, voltamos ao foco. Saímos do piloto automático e experimentamos o que está acontecendo, em vez de nos sentirmos em uma esteira. Estamos vivos, e não apenas existindo.

Deixe-me pedir a você que considere algumas questões:

- Quando foi a última vez que você realmente provou a comida que comeu?
- Quando você esteve verdadeiramente presente com alguém em uma conversa?
- Quando você caminhou pela última vez, consciente da sensação de andar?
- Quando foi a última vez que você realmente experimentou um banho quente, sentindo a água, curtindo o calor ou o cheiro do sabonete?

Quaisquer que sejam suas respostas para isso, eu o encorajo a considerar o quanto da vida você está realmente experimentando. Ou parece que você só "segue o fluxo" todos os dias?

Este minuto de prática consciente é um lembrete para acordar para o resto do dia. É o seu chamado para se tornar consciente:

- Viver, em vez de existir
- Florescer, em vez de apenas sobreviver
- Estar totalmente desperto para a maravilha e as possibilidades de cada momento, sejam elas quais forem

A evidência

Quando decidimos prestar atenção ao que está acontecendo no momento presente, sem julgamento, algumas mudanças incríveis acontecem ao longo de um período de tempo, conforme informado por evidências de pesquisa:

- Exames de ressonância magnética mostram que as pessoas que praticam a atenção plena por até dez minutos por dia têm exames cerebrais mais saudáveis, com menos atividade em suas áreas de estresse, mais plasticidade (flexibilidade) e até mudanças na massa cinzenta

- A saúde, o bem-estar e o sono melhoram
- A concentração, a memória e o humor melhoram
- A ansiedade diminui
- As funções diárias melhoram
- A saúde e a dor melhoram
- Os atletas têm melhor desempenho
- Os alunos obtêm melhores resultados
- Os locais de trabalho relatam maior produtividade

A mensagem é clara. Acredito que esses resultados podem ser atribuídos a dois fatores-chave além do que ocorre fisiologicamente. Em primeiro lugar, durante a atenção plena voltamos à simplicidade dentro de um mundo que, geralmente, é frenético. Em segundo lugar, paramos de julgar as nossas experiências — tudo o que está presente na atenção plena é abraçado e aceito, mesmo as coisas difíceis. O campo de batalha da mente cessa momentaneamente, e depois cada vez mais, com a prática.

A sabedoria consciente dos pacientes terminais

Quero encerrar este capítulo prestando homenagem àqueles que realmente me ensinaram o valor de viver com a atenção plena ao momento: aquelas muitas pessoas que me permitiram acompanhá-las com elas enquanto morriam.

Cada pessoa em estágio terminal com quem tive o privilégio de trabalhar me lembrou que cada respiração que damos é um presente; que cada som, cheiro ou nascer do sol nunca deve ser dado como certo. Cada momento é um novo começo, com muito a oferecer. A decisão de prestar atenção é fundamental.

Um dia, sentei-me com um jovem de quase 20 anos, Lucas, que estava morrendo devido à leucemia. Ele estava planejando uma última viagem com seus amigos para Amsterdã e, como você pode imaginar, a conversa foi divertida. Então, durante nosso bate-papo, percebi que o tom da conversa mudou. Sua atenção diminuiu quando ele olhou pela janela, os olhos fixos no céu. Quando sua atenção finalmente voltou para a sala, ele parecia um pouco emocionado.

Após um momento de silêncio, Lucas comentou que nunca havia notado a frequência com que o céu muda. Para ser sincero, inicialmente me perguntei se a medicação estava causando-lhe alucinações, mas quando ele continuou falando, ficou claro para mim que ele estava lúcido e totalmente consciente.

Lucas explicou que cada momento era como uma nova pintura aparecendo no céu. Cada movimento de nuvem, ou cada mudança de cor, traziam algo fresco e novo. Fiquei surpreso com o encantamento em seus olhos e a emoção em sua voz enquanto ele descrevia isso. Era como se, pela primeira vez, ele enxergasse o céu e a mudança da sua paisagem. Naquele momento, ele estava verdadeiramente presente, apreciando o momento e vendo o mundo com olhos infantis, cheios de admiração e curiosidade.

Às vezes, quando olho para um céu em mudança, eu penso nele. Eu me pergunto se Lucas já soube o quanto me influenciou. Sou lembrado da grande maravilha e da dádiva de cada momento que passa, e isso me mantém curioso e interessado, não apenas na mudança do céu, mas nas novas possibilidades de cada momento. Essas possibilidades estão disponíveis para você, nesses dez minutos, todos os dias. Existem oportunidades dentro de cada momento do seu treino de dez minutos, dentro de cada momento do seu dia. A escolha é toda sua.

Um moribundo geralmente expressa com grande sabedoria as lições a serem aprendidas ao viver plenamente o momento presente. Eles aprendem que tudo o que realmente temos é o agora. O passado se foi. O futuro ainda não chegou. Tudo deve ser encontrado no aqui e agora. Cada momento é para ser vivido.

Estamos todos morrendo. É difícil de pensar nisso, eu sei, mas é verdade. Os budistas nos ensinam sobre o valor de nos lembrarmos de nossa mortalidade, pois dentro dela pode surgir uma sensação de liberdade e perspectiva. Nosso momento de passar para o próximo estágio também chegará, quaisquer que sejam suas crenças. No entanto, todos nós também estamos vivos. Há muito para ser experimentado enquanto vivemos. É sobre fazer nossa vida valer. Anteriormente, eu brinquei sobre o epitáfio em nossa lápide, dizendo: "Completamente desequilibrado, mas tinha dentes lindos". Como você gostaria que fosse o seu? Vale a pena refletir, eu acho.

Dentro de toda essa incerteza e do conhecimento sempre presente de que nós também morreremos, às vezes há angústia. Lutamos tentando manter o controle, mas isso é inútil. Tomar a decisão de abrir mão e permitir que as coisas apenas sejam é o começo de uma liberdade recém-descoberta. Não há dia senão hoje, não há momento senão agora, e talvez isso seja suficiente.

Em seu treino, e particularmente durante seus minutos de atenção plena, eu o encorajo a ter em mente algumas das lições que compartilho com você sobre os moribundos. Encorajo você a não ver isso como sombrio, mas como libertador. Um caminho para talvez levar a vida menos a sério. Ao aproveitar esse momento em silêncio, chegamos a um novo estado de consciência, celebrando o poder do momento presente com novos olhos. E isso tem um efeito dominó no resto do dia, no resto da semana, no resto da nossa vida.

Um minuto de quietude pode abrir a porta para uma vida inteira de mudança.

Juntando tudo

Agora reserve um tempo para praticar esses dois minutos de Atenção Plena. Quando você se sentir confortável, pode adicioná-los ao resto do treino mental:

Passo 1 Parar

Passo 2 Observar

Passo 3 Alcançar o seu Espaço Calmo

Passo 4 Respirar conscientemente

Passo 5 Gerenciar seus pensamentos

Passo 6 Estar no momento presente

O minuto final — minuto dez —, abordado no próximo capítulo, envolve colocar mentalmente sua "capa" do De Zero a Zen, que incorpora meus princípios fundamentais para a vida. Esses princípios foram mesclados com as técnicas mostradas ao longo do livro, como um estilo de vida.

9

Décimo minuto — Hora de incorporar os seus princípios do De Zero a Zen

Há algum tempo, comecei a trabalhar com um ator que chamarei de Charlie. Apesar de ser muito conhecido e bem-sucedido em sua carreira, ele sentia um forte medo do palco. Charlie sofria de sintomas de ansiedade desde a infância e, embora pudéssemos entender seus padrões de pensamento negativo, nenhuma das técnicas usuais de redução da ansiedade funcionava. Em uma sessão, notei que Charlie falava muito sobre como os figurinos impactavam a maneira como ele retratava um personagem. Quando perguntei qual fantasia ele preferia, ele imediatamente se referiu a uma capa de veludo que o fez sentir-se íntegro, firme e calmo enquanto interpretava um personagem de Shakespeare na região do West End, em Londres. Senti que tínhamos nossa solução.

Antes de tentar qualquer uma das técnicas com as quais trabalhamos, comecei a mostrar a Charlie como ele poderia "co-

"locar" mentalmente uma capa de veludo imaginária antes de cada espetáculo para ajudá-lo a sentir a estabilidade e a calma de que precisava para se apresentar. Surpreendentemente, funcionou muito bem e, desde então, tenho usado a técnica em inúmeras pessoas com muito sucesso.

Como resultado, desenvolvi a ideia de um "manto mental" para a seção final do De Zero a Zen. Esse "manto mental" incorpora três "princípios de vida": aceitação, compaixão e autenticidade. Explicarei melhor.

Quando o fluxo diário da nossa vida se torna assustador, podemos — como Charlie — aprender a vestir mentalmente uma "capa" que representa certos princípios. Um manto é quente, protetor e pesado e pode nos ajudar a ficar firme, prontos para enfrentar o que vier. Além disso, pode adicionar um senso de seriedade, confiança e importância e nos permitir ocupar nosso lugar no palco da vida com maior conforto e facilidade.

Dentro do contexto do De Zero a Zen, o propósito desse "manto mental" é semelhante ao modo como Charlie o usou. Como qualquer capa, ela pode ser ajustada para se adequar a você, e você pode, se desejar, imaginar a cor, o material e o estilo que lhe permitirão ser forte e corajoso.

Os princípios da sua capa do De Zero a Zen

Eu chamo esta armadura imaginária de capa, mas você pode chamá-la do que quiser. Os princípios entrelaçados no tecido desse manto estão lá para ajudá-lo a se sentir amparado e seguro durante todo o dia. Vestir mentalmente este manto ajudará você a se conectar com a sua própria força, sabedoria e bondade e permitirá que a sua melhor versão administre o seu dia. Será como sua armadura pessoal, dando-lhe uma camada extra de proteção.

Todos os dias, no minuto final do seu treino, você se visualizará vestindo esta capa, mentalmente, e se concentrará em três princípios-chave que incorporam a essência desse treino:

- **Aceitação**
- **Compaixão**
- **Autenticidade**

Em paralelo a essa visualização, eu o encorajo a criar algo que você possa manter consigo o tempo todo, que funcionará como um lembrete desses princípios; algo que você pode pegar e observar no minuto final do De Zero a Zen. Por exemplo, eu carrego comigo um pequeno cartão plastificado com os três princípios e seus principais significados. Isso me lembra das escolhas que faço, em termos de como vivo minha vida.

Hoje eu escolho:

- **Compaixão**: comigo mesmo, com todos que encontro e particularmente com aqueles com quem tenho desavenças
- **Aceitação**: as coisas são como são; isso também se tornará uma memória
- **Autenticidade**: pretendo simplesmente tentar ser a minha melhor versão e, quando não conseguir, tentarei novamente

Adicionando a camada final

No final das contas, as técnicas incluídas nos dez minutos não são, por si mesmas, o pacote completo. Embora atuem de forma rápida e muito eficaz para que você se sinta mais tranquilo, se forem acompanhadas desses princípios de vida, elas farão muito mais do que apenas proporcionar momentos de maior tranquilidade. Costurar esses princípios no seu treino o levará a outro nível. Eles agirão como sua voz sábia, sua voz solidária de sabedoria, sempre disponível ao seu lado.

Passo 7: Tornando-se autêntico

Você já ouviu uma palestra que não fez você sentir nada? Recentemente, observei uma jovem fazendo uma apresentação para uma organização local para pessoas em situação de rua. Ela foi eloquente, profissional e entregou todas as informações, mas ficou claro que não tinha uma paixão real pelo assunto. Descobri mais tarde que ela estava buscando outras opções de carreira, o que não era um problema, obviamente, mas fiquei intrigado com a forma como isso se converteu na sala.

Algumas semanas depois, ouvi a mesma apresentação feita por um homem de meia-idade. Ele era usuário dos serviços da organização e já havia sido um desabrigado. Sua paixão, seu interesse e seu entusiasmo pelo assunto eram tangíveis e as pessoas paravam para ouvir. Ele se envolveu e manteve seu público. A diferença era que ele era solidário com as necessidades dos sem-teto, sua autenticidade era evidente e sua aceitação e clareza sobre as necessidades deles eram inquestionáveis. Seu coração estava nisso e sua paixão era palpável.

Isso é relevante para você porque é importante que o compromisso que você assumir com o seu treino De Zero a Zen tenha paixão e autenticidade. Se você abordar seu treino com os mesmos princípios e com a mesma paixão do homem de meia-idade, tudo pode mudar. Qualquer pessoa pode efetivamente usar as técnicas, mas assumir o compromisso de incorporar os princípios envolve ir mais fundo.

Isso é mais do que apenas se sentir mais calmo ou menos estressado. Em última análise, trata-se de mudar a forma como você se relaciona consigo mesmo. Se você simplesmente seguir os movimentos, usando todas as técnicas sem aceitação, compaixão e autenticidade, então existe o risco de que não passe disso — apenas realizando os movimentos.

Quando eu estava trabalhando com os pacientes terminais, ouvi muitos arrependimentos e inúmeras conversas com pessoas que se arrependeram de se tratar com severidade, de não viver com autenticidade ou de não serem completamente fiéis a si mesmas. Portanto, o que ofereço com esses três princípios para a vida são as minhas percepções como ser humano e profissional que presenciou muito sofrimento. Acredito que viver com aceitação, compaixão e autenticidade pode aliviar imensamente esse sofrimento.

Aceitação

Tenho certeza de que a maioria de vocês está familiarizada com a música clássica dos Beatles, "Let It Be". Recordo-me de, quando menino, encontrar conforto na letra da música, que me lembrava que eu tinha permissão para deixar as coisas acontecerem; para deixá-las ser. À medida que cresci, abrir mão e permitir que as coisas apenas acontecessem tornou-se um desafio muito maior. Uma mente ansiosa tem pouca tolerância com a incerteza, então abrir mão não é fácil. Mas também aprendi que segurar, com a necessidade de estar no controle, criava inadvertidamente mais preocupação.

Aprendemos a encarar as emoções negativas como uma ameaça e a evitá-las a todo custo, e o mesmo acontece com as experiências negativas. Tendemos a ficar presos em padrões semelhantes, não querendo que ocorram:

- Por que eu?
- De novo, não
- Não acredito que isso está acontecendo
- Isso é apenas a minha sorte
- Estou condenado
- Eu sabia que era bom demais para ser verdade

 Faça uma pausa...

Pare por um momento e pense sobre alguma pequena irritação recente. Por exemplo, um atraso que significou perder um ônibus ou ficar preso em um engarrafamento. Quero que você considere como lidou com essa situação e com qual abordagem está mais familiarizado:

A. É assim que acontece. É um pouco frustrante, mas fora do meu controle. Não há nada que eu possa fazer sobre isso por enquanto. Vou atender uma ligação ou ouvir uma música. Tudo vai dar certo.

B. Não acredito que isso esteja acontecendo. Meu dia está arruinado agora. Por que isso sempre acontece comigo? É melhor eu cancelar todos os meus planos.

Sua resposta não será julgada. Pode ter sido um A ou B bem definidos, ou uma mistura de ambos, mas gostaria que você considerasse o seguinte:

Qual resposta, na sua opinião, causa um aumento do sofrimento, da pressão arterial e das suas reações ao estresse, e gera um impacto negativo em outras circunstâncias do dia?

A resposta, claro, é B. Agora analise: isso é por causa das circunstâncias ou por causa da sua resposta às circunstâncias?

As circunstâncias são o que são — muitas vezes estão fora de seu controle. Sim, às vezes você pode explorar alternativas viáveis que podem ser úteis. No entanto, sua resposta às circunstâncias e a disposição de *aceitar o que é,* no momento, podem fazer toda a diferença na experiência para você.

Aceitação não significa derrota

Talvez alguns de vocês estejam questionando se a aceitação é realmente um conceito útil ou não. Um paciente recentemente me perguntou se a aceitação significava admitir a derrota ou o fracasso. É uma pergunta válida.

A meu ver, não é fracasso nem derrota. A aceitação não significa permanecer em situações que impactam negativamente a sua vida quando você está no controle e pode tomar decisões sobre elas. No entanto, às vezes, a vida apresenta obstáculos maiores do que os engarrafamentos e simplesmente não temos controle sobre eles, por exemplo:

- Morte
- Doença

- Perda
- Tragédias
- O comportamento de outras pessoas
- Demissão
- Términos de relacionamento

O cenário mais difícil em que testemunhei o desafio da aceitação foi no meu trabalho com os doentes terminais. Afinal, como você pode dizer a um jovem que está morrendo — talvez deixando filhos, cônjuge e familiares para trás — para aceitar seu destino? A maioria das pessoas expressa, inicialmente, uma determinação natural para lutar. A jornada tem que acontecer no seu ritmo.

No entanto, quando todas as opções são exploradas e o tratamento esgotado, às vezes lutar contra o inevitável pode piorar sua angústia. Recusar-se a aceitar qualquer situação inevitável aumenta o sofrimento psicológico e potencializa a dor já presente. O princípio de se mover em direção à aceitação ajuda a facilitar a batalha, reduzir a angústia e contribuir para a clareza e, finalmente, traz algum grau de paz nas circunstâncias mais tristes.

Isso não é desistir. Isso não é fracassar. É abraçar um caminho que não foi planejado ou previsto e que não pode ser controlado. É seguir o que quer que o fluxo natural da vida dita naquele momento. É ficar presente com o que é e, nesse contexto, confiar que a aceitação trará, com o tempo, a paz.

Certa vez, sentei-me com uma paciente que havia perdido tragicamente o marido. Ela soluçava inconsolavelmente, perguntando-me por que isso havia acontecido com ela. Eu não tinha resposta e não podia oferecer nada além de minha preseça naquela hora sombria. Na terapia, alguns meses depois, as coisas estavam um pouco mais calmas. Ela me surpreendeu quando relatou sentir-se triste, mas um pouco menos angustiada. Perguntei a ela porque achava isso e ela disse que havia duas coisas fundamentais:

- "Parei de dizer a mim mesma que isso não deveria ter acontecido comigo, porque aconteceu e não posso mudar"
- "Apesar da dor terrível, se eu continuar a dizer a mim mesma que isso é irremediável, então continuarei me sentindo desesperada"

Ela estava em sua jornada pessoal para a aceitação. Essa abordagem não impediu sua tristeza ou seu pesar, mas ajudou a aliviar a angústia que aumentava a dor que já existia.

Como isso se relaciona com o De Zero a Zen

Cada um de nós luta com coisas que consideramos difíceis de aceitar. Seria errado da minha parte adotar uma abordagem rigorosa a esse princípio de aceitação, mas eu o encorajo como uma opção. Lembre-se, não é o mesmo que dizer que você não deve mudar as circunstâncias difíceis que você tem o poder e a capacidade de mudar. Trata-se de saber o que você tem o poder de mudar e o que não tem.

Incentivo você a aceitar que certas coisas não podem ser mudadas e apenas permitir que as coisas aconteçam. Para aceitar o que cada momento traz:

- O que aconteceu no passado não existe mais; deixe-o para trás
- O que quer que esteja por vir não está sob seu controle; deixe acontecer

- O que quer que esteja acontecendo agora em sua vida, aceite como parte de sua experiência e siga em frente com curiosidade; deixe ser/estar

Então, no dia em que você estiver se sentindo ansioso, deixe estar. Experimente o princípio da aceitação ao administrar sua ansiedade, vá em direção a ela e pergunte a essa sua parte de que ela precisa. No dia em que você se sentir triste ou solitário, deixe estar. Experimente o princípio da aceitação da sua tristeza, vá até ela com gentileza e pergunte a essa parte de você o que ela precisa.

É compreensível que alguns vejam a aceitação como uma fraqueza ou um sinal de submissão. Mas, na verdade, é o oposto. É o princípio tranquilo e digno de permitir que as coisas existam, confiando que, ao se mover em direção a elas com uma presença consciente, você encontrará uma nova consciência, uma nova luz e mais força do que jamais imaginou ser possível.

Aceitando-se

Agora fica realmente interessante. Quantos de nós podemos realmente dizer que nos aceitamos totalmente? Como eu disse ao longo do livro, a maioria de nós tem aspectos que acham difíceis de aceitar. Eu os ouço todos os dias da minha vida profissional:

- Eu não gosto do meu corpo
- Eu gostaria de ser mais inteligente
- Se ao menos eu fosse rico
- Eu gostaria de ter feito escolhas diferentes

Tenho certeza de que a maioria de nós se identifica com esses sentimentos em algum nível. Parece haver uma epidemia de insatisfação, de desejar que fôssemos diferentes. No entanto, essa insatisfação tem um impacto muito prejudicial sobre nós. Ouvimos diariamente nossa autorrejeição, autodecepção e, na pior das hipóteses, autoaversão. Mais uma vez, quero enfatizar que defendo e encorajo mudanças motivacionais e positivas na vida, que melhorarão seu bem-estar e aspectos de si mesmo. O que eu falo aqui são aquelas nossas partes que às vezes rejeitamos, mas que *são pré-determinadas*: nossa raça, nossa sexualidade, nossas histórias, nossas famílias, nosso passado, nossas imperfeições, nossas personalidades, a essência de quem somos como pessoas. A bela e rica tapeçaria da nossa humanidade.

Como eu disse, a maioria das pessoas nem sonharia em tratar outro indivíduo com o mesmo nível de dureza com que trata a si mesma. Em seu extremo, isso se torna uma forma de autoabuso.

Quanto a essa questão, tenho que admitir que tenho algum conhecimento pessoal dessa área que considero importante compartilhar. Quando digo que estamos juntos nisso, realmente estamos. Para mim, a sexualidade era uma grande área de descontentamento e autorrejeição por razões que agora eu entendo. Em meus anos de formação, a mensagem geral de algumas igrejas, áreas da mídia e da sociedade para muitos gays crescendo na Irlanda era que isso era errado, pecaminoso e anormal. Acho que nunca houve intenção de machucar as pessoas, mas o medo evoca respostas fortes. Claro, eu estava muito confuso enquanto crescia, já que sentir atração pelo mesmo sexo era tão normal para mim quanto meus irmãos desejarem sair com uma namorada.

No entanto, eu estava recebendo uma mensagem persistente de que esses sentimentos eram errados e pouco reforço me dizendo que eles estavam certos, então comecei a rejeitar inconscientemente essa parte de mim, esperando que desaparecesse. Na minha cabeça, eu estava indo para o inferno. Sem surpresa, os sentimentos não foram embora e foi só quando eu "saí do armário" e encontrei coragem para aceitar essa parte de mim que comecei a crescer e encontrar alguma liberdade. Lembro-me de alguém me dizer na época: "Existem muitos tipos diferentes de flores em um jardim, é simples assim". Não parecia tão simples na época, mas, na realidade, era.

 Faça uma pausa...

Pense agora nas suas partes que você acha difícil de aceitar. Eu o incentivo, com a mente aberta e compassiva, a tentar entender por que você as rejeita. Faça de hoje o dia em que você decidiu abandonar a autorejeição. Todos os dias, ao vestir seu "manto mental" De Zero a Zen, esteja atento à importância de aceitar aquilo que não pode ser mudado, à liberdade de aceitar-se, à sensação de paz que vem com a aceitação dos outros.

Aceitando os outros

É um fato da vida: algumas pessoas são simplesmente irritantes. Nenhum de nós pode se dar bem com todo mundo; simplesmente não é possível quando consideramos a vasta gama de experiências, tipos de personalidade, culturas, valores e assim por diante.

A realidade é que muitas vezes vivemos, nos casamos, nos tornamos amigos, trabalhamos e convivemos com pessoas que, às vezes, achamos difíceis de aturar. Então, o sistema de ameaças do nosso cérebro pode entrar em modo de defesa para lutar contra elas. Nós nos recusamos a aceitar as diferenças e entramos em uma guerra de intolerância, talvez desenvolvendo todo tipo de teoria sobre a outra pessoa:

- Eles não me respeitam
- Eles precisam aprender uma lição
- Eu odeio quando eles fazem isso
- Eles estão tentando me aborrecer deliberadamente
- Recuso-me a aceitar isso

Assim como com os outros aspectos da aceitação, sem dúvida haverá momentos em que é certo e necessário desafiar comportamentos inaceitáveis e fazer mudanças ou obter ajuda, como casos de violência, intimidação, humilhação ou abuso. No entanto, também haverá momentos em que a aceitação do outro como ele é pode levar a uma nova liberdade e a um relacionamento mais saudável.

Às vezes, ajuda deixar a outra pessoa saber como ela nos faz sentir, na esperança de que ela possa fazer algumas mudanças. Mas nem sempre isso é possível e você pode encontrar maior facilidade em aceitar a pessoa como ela é:

- O chefe que nunca elogia pode não saber como fazer isso
- O parceiro que deixa a tampa do vaso levantada pode não ser tão atencioso quanto você
- O amigo que sempre se atrasa provavelmente se atrasa com todo mundo
- A criança que não faz o que mandam pode ter dificuldade de concentração
- O parceiro que considera difícil ser romântico pode achar complicado expressar suas emoções em geral

Há uma expressão que ouvi há vários anos e da qual me lembro quando penso no que fazer para aceitar os outros: *"Todos têm culpa, mas ninguém é culpado"*.

Cada um de nós vem com uma bagagem histórica que pode ajudar a explicar nossas ações e nossos comportamentos. Minha experiência é que, quando as pessoas se comportam mal, muitas vezes o fazem porque também estão sofrendo de alguma forma. Quando esse comportamento é prejudicial para nós, é claro que temos justificativa para contestá-lo. Mas, às vezes, as zonas de conflito que criamos ao tentar mudar o comportamento de outras pessoas acabam gerando mais angústia e frustração para nós e mais resistência à mudança por parte do outro.

 Faça uma pausa...

A escolha de aceitar os outros é altamente pessoal. Contudo, encorajo você a reservar um momento para pensar naquelas pessoas em sua vida cujo comportamento você considera difícil ou desafiador. Talvez aceitá-las como são possa trazer alguma paz para você.

Aqui estão algumas coisas a considerar:

- Você pode mudá-los?
- Isso está sob o seu controle?
- Seu confronto com eles está ajudando a situação?

Se você respondeu "não" a todas as três perguntas, então talvez seja hora de considerar permitir que as coisas aconteçam e aprender a começar a aceitar as outras pessoas como elas são, com defeitos e tudo!

Quem está provocando você?

Outra possibilidade a considerar é se a outra pessoa está desencadeando alguns de seus gatilhos. Isso pode não ter nada a ver com o comportamento dos outros, mas, na verdade, é mais sobre como você percebe e reage ao comportamento deles. Acho que todos nós podemos confessar isso às vezes. Um exemplo de um paciente com quem trabalhei pode ajudar: "Meu chefe nunca me elogia, o que me faz pensar que não sou bom o suficiente. Então decido ter uma conversa aberta e honesta com ele. Ele me diz que me valoriza e que foi ensinado a se comportar de maneira indiferente, e não elogiosa, porque aprendeu com as experiências de quando era criança. Seu pai ensinou que isso o ajudaria a evitar ser visto como fraco".

Acima de tudo, tenha sempre em mente que, como você e eu, cada um vem com uma história e um jeito de ser. Existem aspectos de mim que alguns podem achar difíceis de aceitar; da mesma forma com você. No entanto, todos merecemos aceitação, apesar das nossas fraquezas e falhas, pois elas são simplesmente uma parte de nós e não nos definem. *Todos têm culpa, mas ninguém é culpado.*

Todos os dias, quando você vestir sua "capa" imaginária do De Zero a Zen, use este momento para pensar sobre como o princípio da aceitação pode melhorar a sua vida.

Compaixão

Sally foi uma das participantes de uma das minhas oficinas e compartilhou comigo que passou vários anos com sintomas depressivos após o fim de seu casamento, além de sofrer bullying no trabalho.

Ela relatou muitas tentativas de terapia, medicação e vários programas que não tiveram nenhum impacto real. Ela, então, me disse que havia decidido sair sozinha para percorrer a rota do Caminho de Santiago (uma popular caminhada de peregrinação que termina no noroeste da Espanha). Ela conheceu várias pessoas em sua jornada que tiveram um impacto significativo em sua vida e começou a sentir um pouco de paz e calma.

Depois de algumas semanas, ela refletiu sobre todas as pessoas que conheceu e que a influenciaram, e percebeu que elas tinham duas coisas em comum:

- Tiravam um tempo para si mesmas
- Eram compassivas consigo mesmas e com os outros

A jornada de Sally para encontrar seu eu compassivo havia começado. Depois de passar a maior parte da sua vida culpando-se por todas as adversidades que aconteceram, ela me disse que ficou realmente revigorada com a oficina De Zero a Zen, pois este refletiu seu caminho para a mudança. Ela foi lembrada da importância de parar, desacelerar, recuperar a perspectiva e viver com princípios de compaixão, aceitação e autenticidade. Devo acrescentar que ela brincou que sua caminhada de peregrinação tinha durado dois meses. Ela não imaginava que dez minutos por dia poderiam agregar tanto valor à sua vida!

Os benefícios da compaixão

Sabemos, por meio de algumas das grandes pesquisas em terapias focadas na compaixão, que quando estamos operando no modo de ameaça é muito difícil acessar nosso eu compassivo ou administrar nossas lutas internas. No entanto, quando exercemos compaixão por nós mesmos, as melhorias gerais são surpreendentes. Pesquisas similares de estudos budistas e de atenção plena contam histórias semelhantes. A maioria das pessoas procura maneiras de evitar, afastar ou reprimir suas dificuldades. É por isso que consolos, como álcool, drogas, compras, sexo, compensação excessiva, vício em trabalho e muitas outras estratégias que todos reconhecemos, tornam-se um meio de gerenciar emoções difíceis. Claro, tudo isso tem um preço se não for administrado com moderação.

A autocompaixão simplesmente não é vista como uma opção para muitas pessoas. Ela geralmente não é ensinada ou defendida na sociedade como um meio sensato de enfrentamento. Muitas vezes, ouço as pessoas em minha oficina expressarem preocupações como:

- Isso pode ser autoindulgente
- Não é assim que se faz
- Pode ser visto como fraqueza
- Eu não saberia por onde começar
- Não é algo que um "macho" faça (para os homens, obviamente)

Eu defendo intensamente que aprender a ser compassivo consigo mesmo não muda apenas o seu mundo, mas também o mundo das pessoas ao seu redor. Não é fofo, nem egoísta. É somente quando aprendemos a nos tratar com bondade e respeito que nossa força e nosso poder interno são estimulados e nossa voz interna não é mais de vergonha, julgamento e crítica, mas se torna mais gentil e razoável. Erros acontecem. A perfeição não é necessária. A culpa se torna uma coisa do passado. Novas possibilidades e um pensamento mais claro estão constantemente disponíveis.

Recentemente, eu apresentei um workshop De Zero a Zen para um grupo de encanadores. Você pode imaginar algumas das brincadeiras defensivas que surgiram no início. Então, fiz uma declaração simples e todo o clima mudou: "Se houver alguém na sala que acorde se sentindo péssimo por mais dias do que gostaria, ou que conheça alguém que esteja passando por esse tipo de dificuldade, então esse pode ser um dia muito útil para você".

De repente, as brincadeiras diminuíram, a atenção deles voltou-se para mim e eu ouvi uma das descrições mais claras de como é ser compassivo consigo mesmo. Um dos rapazes do grupo queria ter certeza de que ele havia entendido corretamente e perguntou: "Você está dizendo que eu simplesmente preciso cuidar de mim mesmo quando estou tendo dificuldades, como faria com um melhor amigo ou com minha esposa e meus filhos?"

Eu respondi um simples "Sim", ao qual ele respondeu: "Eu entendo, faz sentido".

E é exatamente isso. Cuidar de si mesmo da mesma forma que faria com alguém de quem gosta profundamente. E eu estenderia isso ainda mais para sugerir que, assim como no princípio da aceitação, essa autocompaixão também deve ser ampliada às pessoas ao seu redor.

Faça uma pausa...

Todos os dias, quando você colocar sua capa imaginária do De Zero a Zen, lembre-se do segundo dos três princípios, a compaixão. Em seguida, faça estas perguntas simples:

- Como praticarei a autocompaixão hoje?
- Como praticarei a compaixão pelos outros hoje?

Existe uma expressão que diz: "A bondade pode mudar o mundo". A compaixão começa com você. Viver de acordo com esse princípio o colocará em uma jornada nova que pode mudar genuinamente o seu mundo e o das pessoas ao seu redor.

Autenticidade

Comecei o livro perguntando se você está experienciando a vida que deseja. Como a maioria de nós, tenho certeza de que você tem uma lista de coisas das quais gostaria mais ou menos. Quando faço essa pergunta em workshops, as respostas geralmente evoluem para fantasias sobre casas maiores, mais dinheiro, menos trabalho ou viver em um clima ensolarado. E é bom ter sonhos. Mas continuo com outra pergunta que geralmente leva a uma risada nervosa, seguida de uma pausa silenciosa: "Você acha que alguma dessas coisas realmente o levará à vida que você deseja?"

O silêncio responde à minha pergunta. Acho que nós suspeitamos, secretamente, que a vida autêntica não é realmente baseada em nossos sucessos, nossa riqueza ou qualquer outro ganho material que alcançamos. A experiência me ensinou que viver autenticamente é um processo interno. Com quem quer que eu trabalhe, seja uma grande celebridade ou um sem-teto tentando voltar aos trilhos, a única coisa que eles têm em comum são suas lutas emocionais, que não discriminam com base em riqueza ou status. Somos parte de uma humanidade compartilhada e, para mim, viver autenticamente é viver plenamente nossa humanidade: alegria e tristeza; força e vulnerabilidade; calma e caos. É estar no palco da vida, suportando com orgulho qualquer que seja a nossa verdade. Eu sei que isso não é fácil. Nada que valha a pena é.

Você já assistiu a um filme ou a uma peça e ficou tão profundamente comovido com uma performance que quase acreditou que a cena fosse real? Depois de vê-lo em uma peça, tive a oportunidade de conversar com um ator que me emocionou dessa forma. Eu perguntei a ele como ele conseguia transmitir uma dor tão crua e crível no palco. Calmamente, ele afirmou que sua técnica era simples: "Eu exploro minha própria dor humana; nada menor do que isso será traduzido como autêntico, porque estou tão destruído quanto todo mundo".

Naquele momento, lembrei-me das milhares de pessoas com quem me sentei — tanto os vivos, quanto os moribundos — enquanto eles suportavam sua dor, e quanta beleza há nesses momentos. As pessoas que vivem autenticamente irradiam algo indescritível que nenhum produto, estilo de vida, título ou glória pode igualar. Elas são magnéticas, porque são as pessoas que não estão se escondendo ou fingindo. Elas falam a sua própria verdade. Elas podem dizer "não", e podem administrar a rejeição. O número de curtidas, ou "descurtidas", que recebem nas redes sociais não tem nenhum significado para elas. Sua simples presença traz uma sensação de calma para os outros. Elas compartilham seu sofrimento e sua alegria igualmente.

Apresentam-se com autenticidade e a sua presença contagia da melhor forma possível.

Cada vez que me encontro com uma pessoa assim, lembro-me da importância do princípio da vida autêntica. O que é uma vida mais calma, senão uma vida autêntica? Às vezes, questiono se podemos ter uma vida mais tranquila se não estivermos vivendo com verdade. Percebemos isso em algum nível central, o que cria sofrimento. Viver autenticamente é tão necessário quanto os princípios de compaixão e aceitação, e tem igual valor. Mantive-o deliberadamente como o foco final dos seus dez minutos, pois acredito que sustenta tudo o que estamos trabalhando juntos.

Você e a vida autêntica

Não posso oferecer nenhuma fórmula específica sobre o que a vida autêntica significa para você, porque nossas verdades são diversas. No entanto, encorajo você a considerar algumas das seguintes possibilidades, como forma de honrar seu eu autêntico:

- Apresentarei a mim como sou, pois considero-me suficiente
- Tomarei decisões que considero boas para mim
- Serei capaz de dizer "não" e me defender quando preciso
- Comprometo-me a dar o meu melhor no que faço
- Compartilharei tanto a minha escuridão quanto a minha luz, sem julgamento sobre eles
- Cuidarei de todas as minhas partes, incluindo a minha mente
- Permanecerei presente no momento
- Observarei quando estou tentando agradar demais, compensar algo ou obter aprovação

- Tentarei ser a minha melhor e mais verdadeira versão; nada mais
- Apreciarei e expressarei gratidão sempre que puder
- Lembrarei a mim mesmo que o único momento é o agora

Todos os dias, quando vestir sua "capa" imaginária do De Zero a Zen, tenha em mente o terceiro princípio — autenticidade. Agora, depois de ter refletido sobre os parágrafos acima:

 Faça uma pausa...

Reserve um minuto para se perguntar com sinceridade:

Posso me comprometer a ser o meu eu autêntico ao longo do dia?

Finalizando o seu treino De Zero a Zen

Neste ponto, você concluiu a parte final do seu treino mental De Zero a Zen. Estou confiante de que os princípios de aceitação, compaixão e autenticidade melhorarão o seu treino diário, adicionando substância e profundidade a ele. Para além do exercício, espero que esses princípios sejam integrados ao seu dia como um lembrete constante de que você pode gozar uma vida mais calma e plena. Vestir sua capa imaginária todos os dias é um lembrete desses princípios para apoiá-lo ao longo do dia.

Aqui está um resumo das etapas do seu treino de dez minutos:

Minuto 1: Etapa 1.	Parar
Minuto 1: Etapa 2.	Observar
Minutos 2 e 3: Etapa 3.	Alcançar o seu espaço calmo
Minutos 4 e 5: Etapa 4.	Respirar conscientemente
Minutos 6 e 7: Etapa 5.	Administrar seus pensamentos
Minutos 8 e 9: Etapa 6.	Estar no momento presente
Minuto 10: Etapa 7.	Viver com aceitação, compaixão e autenticidade

Ao retornar para o seu dia, após o treino, posso prometer que você sentirá uma maior sensação de quietude, controle e perspectiva. Com o tempo, você pode querer ter mais momentos De Zero a Zen, e alguns dias você pode precisar de menos. No final, você notará uma diferença em como vê a vida e eu suspeito que outras pessoas também notarão uma mudança em você. As possibilidades à frente são infinitas. Usar esses dez minutos para criar um espaço entre você e o que se passa em sua mente permitirá que você alcance força, poder e abertura novos que talvez não parecesse possível antes.

Embora tenhamos chegado ao fim do treino de dez minutos, estou ciente de que pode haver momentos em que situações de emergência exigirão algo ainda mais rápido. Ademais, existem outras sugestões de estilo de vida além do De Zero a Zen que podem ajudá-lo a manter o ritmo do trabalho que está fazendo. Portanto, o Capítulo 10, seu capítulo final, analisa como administrar esses momentos de emergência ou crise e contém algumas sugestões para um estilo de vida De Zero a Zen fora de seu treino diário.

10

Além do De Zero a Zen

Michael é gerente de uma empresa de comunicação social e me abordou, no final de um workshop, para dizer que estava muito ocupado para tirar dez minutos todos os dias. Com um sorriso, ele me perguntou se havia uma versão mais rápida. Eu, claro, defendo a importância de encontrar os dez minutos diários; no entanto, o realista em mim sabe que às vezes a vida atrapalha. Para aqueles de vocês, como Michael, que se preocupam em encontrar tempo ou acreditam que outras coisas podem atrapalhar, explorarei essas opções aqui.

Este capítulo também abordará algumas das questões práticas que surgem em relação ao treino e responderá a duas perguntas que sempre me fazem. Da mesma forma, examinarei a vida além do De Zero a Zen, resumindo as principais lições que aprendi em meu trabalho. Os benefícios do meu programa não precisam terminar assim que você concluir seu treino mental. Esses princípios de vida começarão a se fundir em seu dia e, com uma mente mais calma, você poderá tomar decisões mais sábias sobre como viver de maneira mais adaptável e autêntica.

E se eu não tiver dez minutos, mas precisar das técnicas em uma crise?

Esta é uma das perguntas mais frequentes que me fazem. As pessoas geralmente se preocupam com o fato de que, às vezes, até mesmo um compromisso de dez minutos pode ser uma luta. Como enfatizei, a maioria de nós dedicará dez minutos por dia para tomar banho ou comer um café da manhã, e ressalto novamente a importância de priorizar a sua saúde mental. Minha experiência mostra que, quando as pessoas entram no ritmo do seu treino diário De Zero a Zen, elas acham difícil não se envolver com isso, pois os benefícios são óbvios demais.

Dito isso, sei que haverá dias em que você esquecerá, ou o cachorro ficará doente, ou as crianças precisarão de ajuda em um projeto, ou os construtores estarão trabalhando em sua casa. Também estou ciente de que momentos difíceis, em que você precisará de uma estratégia urgente, surgirão. Com isso em mente, apresento a você o seu "De Zero a Zen Emergencial". Ele é semelhante ao seu treino diário de dez minutos, mas com uma diferença fundamental — é um treino de dois minutos. Repito que não é, de forma alguma, um *substituto* para os seus dez minutos diários. Lembre-se de que a pesquisa, principalmente sobre a atenção plena, nos informa que as mudanças reais ocorrem com uma certa quantidade de prática regular diária.

Aqui estão alguns cenários cotidianos que ouço frequentemente nos quais uma estratégia de emergência seria útil. Você pode ter seus próprios gatilhos.

- Uma reunião ou interação difícil no trabalho
- Falar em público
- Uma situação de conflito, seja pessoal ou profissional

- Uma entrevista
- Um encontro com alguém que você não conhece
- Ter que dar más notícias a alguém
- Gerenciar um prazo ou uma grande pressão no trabalho
- Estudar para exames
- Lidar com uma separação
- Luto
- Gerenciar uma situação inesperada
- Viajar
- Ser obrigado a tomar uma decisão complicada
- Dificuldade em lidar com crianças ou demandas em casa

O seu De Zero a Zen Emergencial

Todos terão gatilhos diferentes. O importante é simplesmente perceber quando suas respostas automáticas entraram em ação. Observe se você está experimentando alguma mudança física em seu corpo, ou pensamentos desordenados, ou um estado emocional elevado, ou dificuldade de concentração. Quando você tem um momento SOS de Emergência, as coisas cruciais que eu encorajo você a se lembrar são:

- Seja qual for a situação, você está se sentindo sobrecarregado porque o centro de ameaças em seu cérebro foi ativado; ele simplesmente precisa ser desativado.
- Encontrar uma maneira de parar por dois minutos, em um espaço privado, é a chave para ajudá-lo a fazer isso. Pode ser uma ida ao banheiro, uma volta no quarteirão — o que for mais fácil no momento. Se você estiver em uma situação em que não pode sair, como uma reunião, sugiro que permaneça quieto por alguns minutos. Se alguém lhe pedir para falar, simplesmente peça alguns momentos para orga-

nizar seus pensamentos. Nesses momentos, você implanta suas ferramentas De Zero a Zen de emergência (veja abaixo); eles não saberão. Compreendo que fechar os olhos em público pode ser mais um desafio, então manter os olhos abertos funciona também.

 ## Faça uma pausa...

1. **Apenas pare e observe** — o que está acontecendo com você? (aproximadamente vinte segundos).

2. **Conecte-se ao seu espaço calmo** — vá imediatamente para o seu espaço calmo usando sua visualização, sua palavra e dez toques bilaterais (trinta segundos).

3. **Respire** — use três respirações profundas consecutivas, inspirando por quatro, expirando por quatro (trinta segundos).

4. **Pensamentos** — observe quais padrões inúteis surgiram e abandone-os imediatamente (vinte segundos).

5. **Esteja no momento presente** — sente-se em silêncio no momento presente, conscientemente, permitindo-se ser recarregado (vinte segundos).

6. Seus dois minutos foram finalizados. Repita para si mesmo, enquanto retorna para a situação que está vivendo, seus princípios de vida: **Eu escolho a aceitação, a compaixão e a autenticidade para administrar esta situação**.

Esta técnica de Emergência De Zero a Zen pode ser usada a qualquer hora e, se necessário, várias vezes ao longo do dia. Com a prática regular e contínua do treino de dez minutos, você terá menos probabilidade de precisar do treino emergencial. No entanto, é empoderador saber que, se você tiver momentos de dificuldade repentina ou se surgirem eventos inesperados, terá acesso a esse "remédio de resgate" a qualquer momento do dia.

Quais são os seus princípios fundamentais para uma vida De Zero a Zen?

Muito do que ofereço aqui pode parecer bom senso, mas quando se trata de cuidar de nós mesmos, ele nem sempre prevalece, por isso os lembretes costumam ser úteis. O foco ao longo do livro tem sido cuidar da nossa mente e aqui estão algumas sugestões que fortalecerão esse compromisso. Essas dicas refletem aquelas que sugiro a qualquer pessoa com quem estou trabalhando na terapia.

Pense nisso da mesma forma que faria com um programa de preparação física. O que acontece na academia, durante um programa de treinamento, geralmente vem com outras sugestões que complementam sua busca para mudar seu corpo. Essas dicas atuam como reforço mental adicional para sua mente, projetadas para informá-lo ao longo do dia.

Principais dicas para uma vida De Zero a Zen

Saiba quando pedir ajuda ou apoio

Esta é a minha primeira dica, pois é a que sofre negligência mais frequentemente. Cada um de nós precisa, às vezes, de ajuda ou apoio. No entanto, muitas vezes resistimos a pedir isso. Dizemos a nós mesmos que devemos ser capazes de nos virar sozinhos ou nos preocupamos com o que os outros possam pensar. Na terapia e durante os workshops, perdi a conta do número de pessoas que disseram: "Gostaria de ter feito isso antes". Procrastinamos, dizemos a nós mesmos que vai melhorar e normalmente lutamos até ficarmos exaustos. Se precisar de ajuda — seja em casa, no trabalho ou na vida em geral – procure esse apoio. A maioria dos seres humanos razoáveis responde de forma favorável e empática quando pedimos por isso, porque eles percebem que é preciso coragem para reconhecer que você está com dificuldades e eles compreendem a situação. (Se você está se sentindo muito ansioso ou deprimido e tem dúvidas sobre como está lidando com seu bem-estar mental, pode precisar de mais do que é oferecido aqui. Nesse caso, recomendo que procure ajuda profissional. Está à disposição. Este trabalho irá apoiá-lo, mas não há fraqueza ou vergonha em exigir algo mais.)

Nossa mente, como sabemos, pode muitas vezes ficar cansada ou um pouco indisposta, assim como nosso corpo. Pedir apoio ou ajuda quando você precisa é honrar seus princípios De Zero a Zen de demonstrar autocompaixão, aceitar a realidade e fazer uma escolha autêntica que seja do seu interesse.

Cerque-se de radiadores, não de sugadores

Há uma expressão que diz que existem dois tipos de pessoas na vida — radiadores e sugadores. Os radiadores nos colocam para cima e oferecem esperança e apoio quando necessário. Os sugadores fazem o oposto; eles nos deixam exaustos. Às vezes, é válido considerar as escolhas que fazemos em relação aos nossos amigos e até à nossa família. Não é razoável que outro ser humano, seja qual for o contexto de seu relacionamento conosco, esgote nossa energia ou nos deixe com uma sensação de vazio. Certamente, vale a pena conversar com essas pessoas, praticar a compaixão e tentar fazer mudanças, se elas forem capazes de levar isso em consideração. No entanto, pode ser necessário abrir mão de relacionamentos disfuncionais ou tóxicos. Isso pode ser doloroso, mas ocasionalmente é essencial para uma vida pacífica. Cercar-se de pessoas que enriquecem sua vida é honrar seus princípios De Zero a Zen de compaixão, aceitação e autenticidade.

Assuma a responsabilidade pela sua vida

Isso pode ser duro de ouvir. Cada um de nós tem razões válidas e justificáveis para enfrentar dificuldades em nossa vida. É muito mais fácil ficar com raiva e culpar o mundo, os outros ou a vida por nos decepcionar. Pode parecer momentaneamente fortalecedor permanecer em um estado de vitimização, porque o problema deixa de ser nossa responsabilidade; mas, a longo prazo, isso nos mantém presos. Então aqui está a má notícia: o problema é seu. Agora, a boa notícia: você é a solução. Ler este livro é um passo para assumir a responsabilidade por sua própria vida, então posso estar chovendo no molhado aqui. O que quero dizer é que tudo o que precisamos já está dentro de nós. Outros podem nos apoiar e nos ajudar, mas, em última análise, cabe a nós assumir a responsabilidade pela vida a qual gozamos e torná-la a melhor possível.

Saia e faça coisas, mesmo quando não estiver com vontade

Muitas pesquisas foram realizadas sobre o que afeta o nosso humor. Quando recuamos, deixamos de nos envolver em atividades e perdemos o contato com as pessoas, ocorrem mudanças em nosso cérebro que, por sua vez, afetam os hormônios que influenciam o nosso humor. O simples ato de sair e fazer alguma coisa, seja caminhar, tomar um café, ver um filme ou visitar um amigo, impacta nosso estado de espírito. No mundo da Terapia Cognitivo-Comportamental, isso é conhecido como ativação comportamental. Em termos científicos, o ato de fazer algo ajuda a aumentar a captação de serotonina, o que tem um benefício positivo no nosso humor e reduz a ansiedade.

Exercite-se

Aqueles com aversão à academia ou qualquer forma de exercício podem passar a não gostar de mim neste momento. Relaxe. Fazer um pouco de exercício não precisa significar um programa de treinamento rigoroso ou correr uma maratona. No entanto, eu o encorajo fortemente a praticar algum tipo de exercício. Obviamente, isso deve ser parte de sua capacidade pessoal e não deve comprometer a sua saúde física. Todos os estudos sobre exercício e bem-estar mental relatam resultados semelhantes: o exercício melhora o seu humor, a sua motivação, o seu sono, a sua concentração e até a sua vida sexual. Além desses benefícios indiscutíveis para a saúde, você está novamente ajudando a absorção de serotonina, o que reduz os hormônios que agravam o estresse e aumentam os hormônios do bem-estar. É uma situação de ganho mútuo para o bem-estar mental.

Durma bem

Acho que todos conhecemos os benefícios de uma boa noite de sono, assim como todos conhecemos os horrores da falta de sono. Seres humanos razoáveis e racionais podem se tornar demoníacos e, sim, estou me descrevendo aqui. Mais uma vez, os estudos são muito claros. O sono regular melhora nosso bem-estar mental, o processamento do pensamento e a capacidade de gerenciar as nossas emoções. A higiene do sono, como às vezes é chamada, é uma parte essencial para viver bem. Se o seu sono é particularmente problemático, como pode ser com transtornos de humor e ansiedade, pode valer a pena considerar ajuda profissional.

Cuide da sua alimentação

É quase impossível ligar a televisão sem assistir a algum programa sobre os benefícios de uma alimentação saudável. Além dos bônus óbvios de controlar o nosso peso, como parecer mais saudável e sentir-se melhor, uma dieta saudável ou comer os alimentos "certos" também é importante para o funcionamento do cérebro. Não sou dietista ou nutricionista, mas encorajo você a explorar os benefícios dos alimentos que melhoram o desempenho mental e ajudam a manter o equilíbrio. Por exemplo, numerosos estudos mostram que os óleos de peixe são úteis e o excesso de açúcar exacerba o estresse e pode contribuir para o mau humor. Há uma montanha de material disponível online ou em livrarias, mas apenas algumas pequenas alterações podem fazer uma diferença significativa.

Dê um passeio no parque

Caminhar na natureza é uma das melhores maneiras de recuperar a perspectiva. Nós ficamos absorvidos em nossos problemas do dia-a-dia e, muitas vezes, não conseguimos ver a floresta a partir das árvores. Encontre um lugar para caminhar que o anime de alguma forma. Por mais macabro que possa parecer, às vezes escolho caminhar por cemitérios. Cada lápide serve como um lembrete de uma vida na qual as mesmas provações e tribulações foram sem dúvida experimentadas.

Com essa perspectiva mais ampla, lembro-me de que tudo passa e nada é permanente. Por mais estranho que pareça, acho libertador e reconfortante, porque, nesse lugar de descanso final, há um lembrete urgente da importância de viver. Como eu disse, sou de família irlandesa, e quando minha mãe era viva, ela gostava de visitar cemitérios com o meu pai, mesmo sabendo que ela estava morrendo; eles até levavam uma espreguiçadeira e sanduíches em um dia de verão. Na época, achei isso um pouco bizarro e aproveitei muito para provocá-los. Uma vez perguntei à minha mãe o que eles apreciavam sobre ficar sentados em um cemitério por algumas horas. Sua resposta foi simples — paz. Eu não entendi na época, mas agora está claro para mim. Quando visito seu túmulo, lembro-me de que existe apenas o agora, e dentro dele se encontra uma grande paz. Ficamos libertos do passado e do futuro. Gostaria de acrescentar que ainda não cheguei à fase da espreguiçadeira e dos sanduíches.

Permita-se ser humano

Esta não é a favorita de nenhum dos colegas perfeccionistas por aí. Gostamos de acertar e de evitar erros, e isso pode ser um desafio para uma grande parte da população. Tenho certeza de que todos sabemos que ser humano às vezes pode parecer confuso, mas a maioria de nós não gosta de admitir. No entanto, no meio da confusão há uma grande sabedoria a ser encontrada. Uma das coisas que mais gosto no meu trabalho é que, quando começo a trabalhar com alguém, muitas vezes ouço o desespero evoluir gradualmente para a esperança, que depois ressuscita como vida plena. No final do nosso trabalho em conjunto, não há promessas de que não haverá outras quedas no futuro, mas da próxima vez haverá mais resiliência mental e sabedoria para lidar com ela.

Permitir que sejamos humanos significa abraçar tudo plenamente: as emoções difíceis, os fracassos, as decepções, os erros, os arrependimentos, as imperfeições percebidas, as tentações, as quedas e o recomeço. Levantar-se trará alegria, entusiasmo, esperança e otimismo novos, e então podemos cair novamente. Na verdade, é certo que cairemos novamente, pois essa é a essência de nossa humanidade. Muitos de nós a veem como uma fraqueza ou falha, mas ela também é uma fonte de orientação e força. Ao nos permitirmos sermos humanos, eliminamos as regras e condições que nos dizem que tudo deve ser bom ou que devemos ser bons o tempo todo.

Aceite que depende de você

Anteriormente, falei sobre assumir a responsabilidade pela sua vida. Agora, estou entregando a vocês o trabalho que fizemos juntos. Eu prevejo que uma dentre duas coisas acontecerá:

Um, depois de ler o livro, você considerará seriamente algumas das coisas que compartilhei com você e fará um esforço para garantir que o De Zero a Zen se torne parte do seu dia. Você optará por priorizar seu bem-estar mental, gerando mudanças realmente construtivas e otimistas em sua vida. Você começará a mudar a forma como seu cérebro funciona e como você se relaciona consigo mesmo; este treino vai sim fazer a diferença, se você se comprometer com ele.

Ou dois, depois de ler este livro, você ponderará algumas das ideias, guardará o livro e continuará com seus velhos padrões. Nada muda.

Então, qual você quer? De verdade, depende somente de você.

Espero, sinceramente, que você tome a decisão de participar e que o que você leu o inspire nas mudanças que podem ser necessárias para gozar uma vida mais calma e tranquila.

O que quer que esteja acontecendo em sua vida no momento, saiba, acima de tudo, que sempre há esperança. Se você não está sentindo essa esperança no momento, permita-me mantê-la por você, sabendo que, com o tempo, à medida que você se envolver regularmente com o caminho do De Zero a Zen, a esperança surgirá; ela sempre surge.

Tal como o sol nasce todos os dias, assim é com a esperança. Às vezes, só precisamos parar para encontrá-la.

Dez lições finais do meu trabalho com os pacientes terminais

Comecei o livro com histórias dos pacientes terminais e é assim que vou terminá-lo. O De Zero a Zen difere de muitos outros programas de meditação, atenção plena e psicologia porque as lições dos moribundos são um componente central do meu trabalho. No entanto, espero que você tenha visto que este não é um componente sombrio, triste ou piegas — muito pelo contrário. Com frequência, essas pessoas desenvolveram o dom de ver a vida através de lentes diferentes. Elas foram capazes de ver além da escuridão e, muitas vezes, ofereceram conselhos surpreendentemente relevantes.

No entanto, quero evitar criar uma imagem idealizada que pinte todos os pacientes moribundos como capazes de entrar em um estado de sabedoria; esse não é sempre o caso. Algumas pessoas permanecem com raiva ou guardam ressentimentos, o que, em minha experiência, pode aumentar o sofrimento. Como na vida, também na morte. O processo de aprender a abrir mão conduz a uma maior paz.

Para finalizar, aqui estão as dez principais lições que aprendi com meu trabalho com pacientes terminais:

1. **Nada é permanente — portanto, use seu tempo com sabedoria**. Tente viver como se cada momento, cada dia fosse um presente. Lembre-se de que tudo o que está acontecendo em sua vida, agora, passará e há lições a aprender com as experiências difíceis se você se permitir estar aberto a elas. Passe o máximo de tempo possível fazendo as coisas de que você gosta e com as pessoas que você ama. Planeje as férias, escolha a aventura, priorize o tempo com a família e os amigos.

2. **Aprenda a abrir mão.** Deixe de lado a raiva, o ressentimento, as queixas, a vingança. No final, eles só causarão mais dor a você. Libertar-se dessas emoções é abrir mão delas.

3. **Leve a vida menos a sério**. Aprenda a se divertir mais, correr mais riscos e buscar a alegria da vida, que pode ser encontrada em todos os lugares.

4. **Simplifique.** Tente não complicar demais as coisas. Frequentemente, sobrecarregamos nossa vida com situações complexas, relacionamentos difíceis ou decisões que não são adequadas para nós.

5. **Viva a sua verdade.** Permaneça fiel aos valores e princípios que você honra.

6. **Deixe um legado.** Procure deixar algo para o planeta, como um lembrete do que você trouxe para sua vida.

7. **Não tolere besteiras.** Eu ouvi isso tantas vezes que tive que incluir!

8. **Não se arrependa.** Tente gozar uma vida de "eu fiz" ou "eu tentei", em vez de "eu poderia ter sido" ou "eu não tentei".

9. **O sofrimento e a alegria fazem parte da vida.** Aceite-os e deixe-os ser.

10. **Viva com amor.** Estenda a mão para aqueles ao seu redor com bondade e amor; no final, é isso que realmente importa.

Obrigado por fazer esta jornada De Zero a Zen comigo. Foi um privilégio compartilhar minha experiência com você. E, lembre-se, a esperança é possível a todo momento.

Posfácio

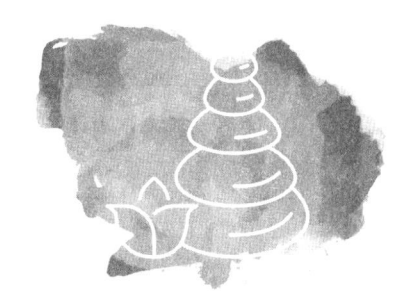

Se você sentir, a qualquer momento, que precisa de mais apoio, por favor, não hesite em pedir. De Zero a Zen é uma habilidade para a vida da qual acredito que todos podem se beneficiar, mas, se você ainda está com dificuldades, é importante não ficar parado por medo de rótulos ou estigma. As estatísticas indicam que a maioria de nós lutará com algum aspecto da saúde mental em um determinado momento de nossa vida, então não há vergonha em reconhecer que você pode precisar de orientação profissional. Encontrar o seu lugar calmo e feliz é o principal.

Essencialmente, o conteúdo deste livro são medidas preventivas para evitar que as coisas se tornem mais problemáticas do que precisam ser. Se você está achando as coisas difíceis no momento, o que está neste livro aliviará seus sintomas. No entanto, se o seu bem-estar mental precisar de mais apoio do que posso oferecer aqui, recomendo que procure a ajuda de um clínico geral, um terapeuta ou, pelo menos, um amigo. Um dos maiores problemas que temos hoje é a relutância em procurar ajuda. Não há vergonha ou fraqueza em precisar de apoio. Da mesma forma, se você conhece alguém que precisa de ajuda, repasse este livro, incentive-o a falar, forneça-lhe informações que o levem até o auxílio.

Incluí detalhes de algumas organizações que oferecem ajuda e apoio, principalmente em situações de crise. As instituições listadas oferecem informações e orientações valiosas, portanto lhe encorajo a explorar quais opções podem ser úteis para você.

Acima de tudo, faço um apelo a todos os que leem o livro para falar, falar e falar sobre bem-estar mental. Fale sobre isso no barzinho, fale sobre isso no café, fale sobre isso com seus filhos, fale sobre isso no trabalho, fale sobre isso com seus amigos. Espalhe a palavra. É hora de normalizar esse assunto.

Encontrando ajuda e apoio

Existem diversas linhas de apoio que você pode contatar a qualquer hora do dia ou da noite, e muitas organizações que fornecem apoio, inclusive as seguintes[1]:

Bullying UK é um site para crianças e adultos afetados por bullying.

Campaign Against Living Miserably (CALM) é direcionado para homens jovens que estão se sentindo infelizes. A organização tem site e também uma linha de apoio.

Childline tem uma linha de apoio para crianças e jovens no Reino Unido.

Depression Alliance é uma instituição de caridade para pessoas com depressão. Não tem linha de apoio, mas oferece uma

---

1 As linhas de apoio e organizações listadas nesta seção têm base no Reino Unido e não estão disponíveis em português.

ampla gama de recursos úteis e links para outras informações importantes.

PAPYRUS é uma organização voluntária que ampara adolescentes e jovens com pensamentos suicidas.

Samaritans é uma instituição que opera um serviço 24 horas que está disponível todos os dias do ano. Se você preferir escrever sobre como está se sentindo, pode enviar um e-mail à organização.

Students Against Depression é um site para estudantes que estão deprimidos, com o astral baixo ou com pensamentos suicidas.

Converse com alguém em quem você confia

Se você não quer falar com alguém em uma linha de apoio, pode conversar com um familiar, um amigo ou alguém em quem você confia, como um professor, seu médico, um profissional de saúde, um pastor, padre ou líder espiritual.

Seu médico ou profissional de saúde podem aconselhá-lo acerca de tratamentos adequados se acreditarem que você tem alguma condição mental, como depressão ou ansiedade.

Ajudando as crianças

Se você receia que seu filho tenha algum problema de saúde mental, preste atenção quando ele estiver chateado ou retraído, incentive-o a falar sobre suas preocupações e ajude-o a encontrar a própria solução. Você também pode sugerir que seu filho converse com o médico ou um terapeuta sobre como ele se sente.

Outras informações

Há panfletos e informações sobre condições de saúde mental — causas, sintomas e tratamentos disponíveis — que são oferecidos por reconhecidas organizações de saúde mental, tais como[2]:

www.better-health.org.uk/resources

www.england.nhs.uk/mentalhealth/resources

www.healthline.com/directory/topics

www.mentalhealth.org.uk/a-to-z

www.mind.org.uk/information-support/a-z-mental-health

www.mind.org.uk/information-support/
types-of-mentalhealth-problems

www.ncmh.info/leaflets

www.nctsn.org/trauma-types/refugee-trauma

www.nctsn.org/sites/default/files/assets/pdfs/nctsn_resource_list_
by_title.pdf

www.nice.org.uk/guidance/conditions-and-diseases/
mental-health-and-behavioural-conditions

www.rcpsych.ac.uk/expertadvice.aspx

www.sane.org.uk/resources/mental_health_conditions

www.time-to-change.org.uk/types-mental-health-problems

www.who.int/topics/mental_health/factsheets/en

---

2   Os *sites* listados nesta seção têm base no Reino Unido e não estão disponíveis em português.